플로차트
한약치료2

FlowChart

플로차트
한약치료 2

韓藥治療

니미 마사노리 지음
권승원 옮김

청홍

추천의 말

니미 마사노리 선생이 『플로차트 한약치료』의 속편으로 이 책을 썼습니다. 엄청 바쁜 와중에도 집필을 할 시간이 있을까 싶지만, 사실 바쁜 사람이 쓴 책이야 말로 재밌습니다.

한방치료를 오래 해가면서 여러 환자를 만나다보면 때때로 희귀한 질환을 만나기도 하며, 종종 이런 병들이 치료되기도 합니다. 특히 현대의학 치료로 한계를 경험하던 환자분들이 좋아지면 환자도 기뻐하고, 스스로도 즐겁다보니 기억에 남습니다. 그러다보면 자만하게 됩니다. 경험례를 다른 사람들에게 전하거나 발표하는 것은 좋은 일로 그런 과정을 통해 서로 공부가 됩니다. 하지만 다른 사람을 감복시키려던 나머지 희귀한 치험례에 집착하게 되기도 하는데, 이런 일은 경계해야만 합니다. 실제로 일상에서 자주 만나게 되는 질환, 흔한 환자들에 대한 치험례에 말로 중요합니다.

실패례나 고생했던 증례를 정리한 이전 저서 『증례 모던 한방』에는 많지 않았던 한방치료의 전형적 증례의 치료 경과를 정리한 것이 바로 이 책입니다. 거기에 각 처방에 포함된 약재의 작용에 대해서도 알기 쉽게 해설을 추가했습니다. 최근 한방 관련 해설서는 처방의 사용방법 같은 임상응용법이 많이 실려 있지만, 처방을 구성하는 약재의 작용 같은 기초까지는 해설하고 있지 않은 경우가 많습니다. 바쁜 임상의가들은 약재 공부 같은 것에 흥미가 없을 수도 있겠으나, 약재의 작용을 앎으로써 한방처방을 보다 잘 사용할 수 있게 됩니다. '핵심 포인트'는 간결한 설명이지만 저자의 깊은 학식을 드러내고 있습니다. 니미 선생의 책이 항상 그렇듯 읽기 편한 훌륭한 책으로 실제 임상에서 큰 역할을 하리라 믿습니다. 한약을 이제부터 사용해 보려는 분들, 이미 사용하고 있는 분들, 많은 분들에게 도움이 될 책입니다. 꼭 읽어봐 주세요.

사단법인 일본동양의학회
전 회장 명예회원 **마쓰다 구니오**

시작하며

『플로차트 한약치료(신코이가쿠슈쯔판샤)』는 발매 이래 많은 선생님들에게 사랑을 받았습니다. 그리고 한방 입문서로써 외래 책상 위에, 자택의 서재에, 의국 책장에도, 여기저기 소중히 간직하고 있다고 격려해 주시는 편지를 받기도 했습니다. 그런 반향이 있던 중, 전형 증례 경험을 듣고 싶다는 의견이 적지 않았습니다.

확실히 한방 증례 보고는 예로부터 이렇게 어려운 증례를 치료했어! 와 같은 자기 자랑풍의 이야기가 대다수입니다. 그런 증례보고는 재밌지 않으니 반대로 실패 증례나 고생한 증례를 모아본 서적이 제 저서『증례 모던 한방』입니다. 하지만 여기에도 전형 증례는 거의 없습니다.

그래서 이번에『플로차트 한약치료』페이지 속에 전형 증례를 끼워 넣어 보았습니다. 그리고 구성 약물이 가지고 있는 작용을 보면 한약에 대한 의구심은 사라지고, 어느 정도의 정합성을 가지고 이해할 수 있습니다. 그래서 전형 증례와 약재가 가지고 있는 작용 해설을 추가하여 책을 만들었습니다.

이 책을 참고하여 꼭 많은 한약을 처방해 보세요. 그리고 한방의 매력을 제대로 이해하여 체감해 보길 바랍니다. 이 과정에 도움이 될 수 있으면 좋겠습니다.

니미 마사노리

목차

● 소화기

● 순환기

III 장   에필로그 ————————— 205

I 장

프롤로그

한약의 위치

　한약의 매력은 무엇보다 식사의 연장이라는 점입니다. 사람들이 겪는 병의 대부분은 시간 경과에 따라 좋아집니다. 어느 의미에선, 병과 잘 사귀어 가는 것도 중요하겠죠. 그럴 때 편하게 효과보길 너무 기대하지 않으면서 자연치유력을 높여주는 정도의 기분으로, 그리고 환자와 의사 간의 관계를 유지시켜 가는 수단으로 사용하면 여러 신기한 경험을 하게 됩니다. 역시 힌방은 질 든다는 경험 날이죠. 불론 감기 치료처럼 반나절 만에 승부를 봐야하기도 합니다. 장딴지 경련처럼 그때그때 유효한 한약도 필요합니다. 하지만 이렇게 자연치유력을 높여주는 효과가 있다면? 정도의 기분으로 처방해 가는 것이 한약을 잘 사용할 수 있게 되는 비결입니다. 특히 실제로 사용해 봐야합니다. 그리고 한방의 결점과 이점을 직접 체험해 보세요. 무엇보다 자신의 경험이 고수가 되는 지름길입니다. 한약은 보험 적용이 된다는 점도 무엇보다 매력 포인트입니다. 보험적용병명도 다양합니다. 다양한 증상을 한 번에 치료할 수 있다는 것도 한약의 매력이기 때문에 주(主)호소가 아닌 부(副)증상 중 보험 병명이 있으면 물론 '보험약'으로 처방할 수도 있습니다.

신규개발약
효과나 부작용 검토가 불충분

역사가 있는 양약
효과나 부작용이 판명됨

한약 ≒ 식사의 연장
비교적 안전, 싸고, 유효. 의존성 없음

일상생활 관리 = 양생
식생활, 스트레스 줄이기, 금연, 금주, 적절한 운동,

한방엑기스제의 보험병명에 대해

제가 서양의학의 한계를 느껴 하는 수 없이 한약에 흥미를 가지게 된 것은 보험적용이 되기 때문이었습니다. 서양의학의 보완의료로써는 사실 셀수 없이 많은 치료가 등장하고 있지만, 일본에서는 의사가 한약을 건강보험으로 처방할 수 있다는 점이 무엇보다 매력적이었습니다. 30% 부담으로계산하면 보험적용 한방엑기스제의 평균 부담금액은 매월 약 1,000엔(1만원)입니다. 양약(항암제 등 고액의 약제를 빼면)과 비교해서도 약 1/5입니다. 매월 1,000엔이라고 하면 서양의학적 치료로 해결되지 못해 힘들어하는 환자들에게 일단은 시도해 보더라도 문제가 되지 않는다고 생각합니다. 또한 한약은 다양한 증상을 1가지 약제로 처방할 수 있다는 점에서도장점이 있어 적절한 한약을 찾게 되면 양약을 줄일 수 있고, 결국엔 의료비 절감으로 이어질 수 있습니다.

하지만, 경험에 기초해 임상시험 없이 보험적용하게 된 과정이 있어서지금 생각해보면 이런 병명까지 되는가? 이것이 진짜 질환인가? 하고 놀랄만한 내용이 있습니다. 예를 들어 혈도증, 대하(용담사간탕), 노인의 침침한 눈(우차신기환), 유정(계지가용골모려탕), 쉰 목소리(반하후박탕), 뇌일혈(대시호탕, 진무탕), 각기충심(오수유탕), 누지근한 배(계지가작약탕,계지가작약대황탕), 소아감증(억간산)이 있습니다.

현대의료에 맞춘 적절한 보험병명으로 변경하고, 새로운 보험병명을 추가해야만 한다고 생각하지만, 의료비 절감을 부르짖고 있는 요즘, 새로운보험병명 추가는 임상시험 없이는 어려울 수밖에 없습니다.

한약은 거칠게 이야기하자면, 모든 증상을 치료할 가능성이 있습니다.보험적용병명이 주증상이 아니더라도 부증상이 보험병명으로 들어 있다면 치료될 가능성이 있습니다. 다양하게 시도해 가면서 보험적용에서 빠지지 않게 그리고 병명에 정합성을 만들어가며 처방해 봅시다. 한약의 매력은 무엇보다 보험적용이 되기 때문에 생기는 것이니까요.

한약 15분류 차트

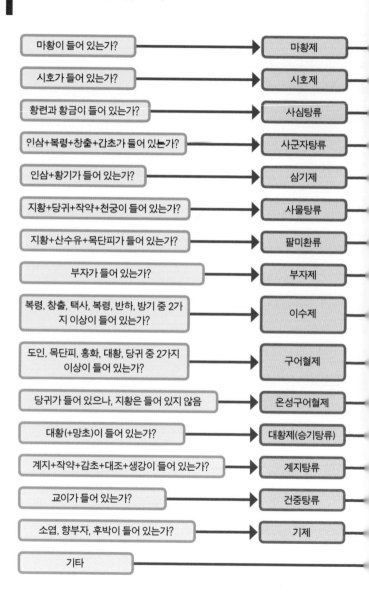

마황이 들어 있는가?	→	마황제
시호가 들어 있는가?	→	시호제
황련과 황금이 들어 있는가?	→	사심탕류
인삼+복령+창출+감초가 들어 있는가?	→	사군자탕류
인삼+황기가 들어 있는가?	→	삼기제
지황+당귀+작약+천궁이 들어 있는가?	→	사물탕류
지황+산수유+목단피가 들어 있는가?	→	팔미환류
부자가 들어 있는가?	→	부자제
복령, 창출, 택사, 복령, 반하, 방기 중 2가지 이상이 들어 있는가?	→	이수제
도인, 목단피, 홍화, 대황, 당귀 중 2가지 이상이 들어 있는가?	→	구어혈제
당귀가 들어 있으나, 지황은 들어 있지 않음	→	온성구어혈제
대황(+망초)이 들어 있는가?	→	대황제(승기탕류)
계지+작약+감초+대조+생강이 들어 있는가?	→	계지탕류
교이가 들어 있는가?	→	건중탕류
소엽, 향부자, 후박이 들어 있는가?	→	기제
기타		

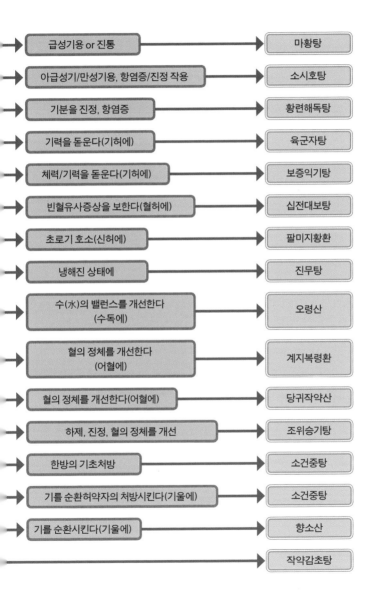

급성기용 or 진통	마황탕
아급성기/만성기용, 항염증/진정 작용	소시호탕
기분을 진정, 항염증	황련해독탕
기력을 돋운다(기허에)	육군자탕
체력/기력을 돋운다(기허에)	보중익기탕
빈혈유사증상을 보한다(혈허에)	십전대보탕
초로기 호소(신허에)	팔미지황환
냉해진 상태에	진무탕
수(水)의 밸런스를 개선한다 (수독에)	오령산
혈의 정체를 개선한다 (어혈에)	계지복령환
혈의 정체를 개선한다(어혈에)	당귀작약산
하제, 진정, 혈의 정체를 개선	조위승기탕
한방의 기초처방	소건중탕
기를 순환허약자의 처방시킨다(기울에)	소건중탕
기를 순환시킨다(기울에)	향소산
	작약감초탕

한 가지 약재만으로도
처방의 방향성을 알 수 있다

한약은 약재의 합산입니다. 128처방 중 94처방에 들어 있는 감초부터 단 1개의 한약에만 들어 있는 약재도 있습니다. 빈용 약재부터 드물게 사용되는 약재까지 있다는 것인데, 그 약재 1개가 있는 것만으로 어느 정도의 방향성을 추론할 수 있기도 합니다. 예를 들어, 차전자가 있으면 비뇨기질환용이 아닐까 강력히 추측해 볼 수 있습니다.

차전자	비뇨기용	4	오림산, 용담사간탕 우차신기환, 청심연자음
오미자	호흡기용	5	소청룡탕, 청폐탕, 인삼양영탕, 영감강미신하인탕, 청서익기탕
맥문동	호흡기용	10	맥문동탕, 조등산, 자감초탕, 죽여온담탕, 자음지보탕, 자음강화탕, 신이청폐탕, 온경탕, 청심연자음, 청서익기탕
진피	소화기용	24	반하백출천마탕, 보중익기탕, 육군자탕, 조등산, 소경활혈탕, 오적산, 삼소음, 복령음, 향소산, 평위산, 이진탕, 억간산가진피반하, 신비탕, 이출탕, 청폐탕, 죽여온담탕, 자음지보탕, 자음강화탕, 통도산, 인삼양영탕, 위령탕, 복령음합반하후박탕, 계비탕, 청서익기탕

형개	피부용	8	십미패독탕, 소풍산, 형개연교탕, 청상방풍탕, 치두창일방, 방풍통성산, 당귀음자, 천궁다조산
길경	배농 작용	12	십미패독탕, 형개연교탕, 청상방풍탕, 방풍통성산, 오적산, 삼소음, 시호청간탕, 청폐탕, 죽여온담탕, 소시호탕가길경석고, 배농산급탕, 길경탕
신이	이비인후과용	2	갈근탕가천궁신이, 신이청폐탕
인진호	황달용	2	인진오령산, 인진호탕
마자인	하제	3	윤장탕, 자감초탕, 마자인환
의이인	항염증 작용	3	의이인탕, 마행의감탕, 계지복령환가의이인
산초	복부팽만	2	대건중탕, 당귀탕
아교	통증	5	저령탕, 자감초탕, 궁귀교애탕, 온경탕, 저령탕합사물탕
원지	지혈	3	귀비탕, 인삼양영탕, 가미귀비탕
조구등	기분을 진정시킴	4	칠물강하탕, 조등산, 억간산, 억간산가진피반하
용골	기분을 진정시킴	2	시호가용골모려탕, 계지가용골모려탕
모려	기분을 진정시킴	4	안중산, 시호계지건강탕, 시호가용골모려탕, 계지가용골모려탕

몸을 따뜻하게 하는 약재와 식히는 약재

온(溫)

	위령선	회향	현호색	황기	원지
애엽	하수오	건강	강활	행인	형개
계피	교이	홍화	후박	오수유	오미자
세신	산치자	산수유	산초	산약	축사
생강	신이	천궁	창출	소엽	대조
징자	진씨	천남성	당귀	두충	독활
인삼	맥아	반하	백지	백출	빈랑자
부자	방풍	마황	목향	용안육	양강
강활					

평(平)

	아교	갈근	감초	길경	향부자
갱미	우슬	호마	산조인	자감초	소목
저령	천마	도인	백합	비파엽	복령
박속	마자인	용골	연육		

한(寒)

	인진호	황금	황백	황련	활석
괄루근	괄루인	국화	지실	고삼	우방자
시호	산치자	지황	지골피	자근	질려자
작약	차전자	소맥	승마	석고	전호
천골	선퇴	상백피	대황	택사	죽여
지모	다엽	조구등	천문동	동과자	인동
패모	맥문동	박하	식방풍	방기	망초
목단피	모려	목통	의이인	용담	연교

(약국의 한방, 시미즈 토타로, 난잔도. 활용자재의 처방해설, 아키바 테츠오, 라이프사이언스를 참고로 작성)

※본문에는 상기 그룹에 따라 색을 입혀 표시했습니다.

Ⅱ장

전형증례집

※일러두기

■ **본문에 제시된 보험적용병명은 일본의 보험적용병명에 해당합니다.**
국내 상황을 고려하여 보험적용병명을 제시해야 하겠으나, 본문 내용의 맥락을 고려하여
일본의 보험적용병명을 그대로 두었습니다.

■ **본문의 내용은 모두 한방 엑기스제를 기준으로 작성되어 있습니다.**
삼기제 처방이라고 하면 다양한 처방이 있으나, 본문은 일본 내에 출시된 엑기스제만을
기준으로 작성되었습니다. 따라서 처방 개수와 관련된 내용은 출시된 엑기스제의 종류와
숫자를 기준으로 작성된 내용임을 참조하여 이해해주길 바랍니다.

감기 예방 **보중익기탕**

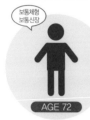

보통체형
보통신장

AGE 72

'최근 너무 자주 감기에 걸린다. 감기를 예방할 수 있는 약을 받고 싶다' 고혈압과 폐색성 동맥경화증으로 약을 복용 중이다. 보중익기탕을 처방하고 4주 후, '몸이 가볍고 피로하지 않다'고 했다. 그래서 1년간 계속 복용한 결과, '계절이 바뀌면 꼭 감기 걸렸었는데, 올 1년간은 감기에 걸리지 않았다'고 했다.

보중익기탕

삼기제		창출 4	당귀 3	시호제
황기 4	인삼 4			시호 2
대조 2	진피 2	감초 1.5	승마 1	생강 0.5

핵심 포인트

보중익기탕은 인삼과 황기가 들어 있는 삼기제(기력과 체력을 돋우는 약)이다. 지황이 들어 있지 않은 삼기제로는 보중익기탕, 반하백출천마탕, 귀비탕, 가미귀비탕, 청심연자음, 청서익기탕, 당귀탕이 있다. 지황이 들어 있는 삼기제는 십전대보탕, 대방풍탕, 인삼양영탕이다. 지황은 매우 허약한 사람에겐 위(胃)에 부담이 될 수 있기 때문에 보중익기탕은 그런 면에서 사용하기 편하다.

Level UP

삼기제의 대표주자는 보중익기탕과 십전대보탕이다. 기력과 체력을 돋을 때는 보중익기탕이 만능약이다. 십전대보탕은 빈혈이 있을 때, 인삼양영탕은 호흡기병변이 있을 때, 대방풍탕은 류마티스, 반하백출천마탕은 어지러움, 귀비탕과 가미귀비탕은 불면이나 가벼운 우울, 청심연자음은 비뇨기질환, 청서익기탕은 더위 먹음, 당귀탕은 흉통이 동반되었을 때 쓴다. 이것이 바로 삼기제 사용의 핵심 키워드다.

감기 예방 **소시호탕**

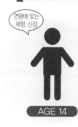

연령에 맞는
체험 신징

AGE 14

'내년이면 고등학교 입시 수험생이다. 항상 겨울만 되면 감기에 걸리는데, 어떻게 할 수 없냐'며 한약을 처방받길 희망했다. 보중익기탕으로 처방하자니 체력이 좋아 보여 소시호탕을 4주분 처방했다. 4주 후, '특별히 불편한 것은 없다'고 했다. 약 6개월간 복용한 결과, 무사히 감기에 걸리지 않고 고등학교 입시를 마쳤다. 환자와 가족이 모두 고마워했다.

소시호탕

시호제	best match	허약 경향	best match	
시호 7	황금 3	인삼 3	반하 5	생강 1

대조 3   감초 2

핵심 포인트

소시호탕은 시호제의 왕이다. 대부분의 시호제는 시호와 황금이 들어 있으며, 처방명에 '시(柴)'자가 들어간다. 그 예외가 을자탕과 형개연교탕이다. 생강과 대조는 예로부터 식재료로 사용되어 왔으며, 그 외의 약재로 반하, 인삼, 감초도 들어 있다. 인삼은 허약 경향을 보일 때 정력제로 쓸 수 있다. 소시호탕은 보통 체격인 사람들에게 주로 사용하는데, 약재 구성을 보면 그런 사용법이 쉽게 이해될 것이다. 반하는 구토를 멈춰 주는데, 그 알싸한 맛 때문에 생강과 함께 자주 사용한다.

Level Up

시호가 들어 있는 약을 시호제라 부르며 소염 작용, 진정 작용, 가벼운 사하 작용, 안면(安眠) 작용 등이 있어 폭넓게 사용할 수 있다. 증상이 장기화된 상태나 아급성기에 사용한다. 한방의학적으로는 소양병기에 사용하는 약으로 알려져 있다. 감기 예방을 타깃으로 할 때, 나는 주로 보중익기탕이나 소시호탕 둘 중 하나를 사용한다.

독감 예방 **보중익기탕**

2009년 가을, 전 세계적으로 신종플루가 화제였다. 이때 내가 근무하는 아이세이병원 직원들에게 '신종플루 예방 효과를 기대해 볼 수 있지 않을까?'해서 보중익기탕 복용을 권했다. 179명이 복용, 같은 숫자인 179명은 미복용 상태로 8주를 관찰했다. 그 결과, 보중익기탕 복용군은 단 한 명이 2009H1N1에 감염되었고, 미복용군은 7명이 감염되었다. 보중익기탕이 맛이 없다며 복용 중지해 중도 탈락한 14명은 전원 감염되지 않았다.

보중익기탕

삼기제		창출 4	당귀 3	시호제
황기 4 · 인삼 4				시호 2
대조 2	진피 2	감초 1.5	승마 1	생강 0.5

핵심 포인트

보중익기탕은 인삼과 황기가 들어 있는 삼기제이며, 시호제이기도 하다. 삼기제에 시호가 들어 있는 한약으론 이 처방 외에도 가미귀비탕이 있다. 생강과 대조는 과거 가정의 상비 식재료이다. 그러면 남은 5개 약재 창출, 당귀, 진피, 감초, 승마만 기억하면 보중익기탕의 10개 구성 약물을 암기할 수 있다. 꼭 구성 약재를 다 암기할 필요는 없다. 중요한 약재만 이해해 두어도 응용 범위를 넓혀갈 수 있다. 각자 흥미가 있는 만큼만 기억해 두면 충분하다.

Level UP   보중익기탕은 허증(연약한 타입)용 소시호탕이다. 두 처방 모두 다양하고 폭넓게 응용할 수 있다. 특히 증상이 장기화된 병태이면서 어떤 처방을 쓸지 고민된다면, 일단은 허증용 한약을 사용하는 것이 한방 임상의 철칙이다. 상기 임상연구에서 복용을 중지한 사람들은 실증 타입에 해당하는 사람들이었다. 그럼 사람들은 원래 독감에 걸리지 않는다.

독감에 걸렸다면 **마황탕**

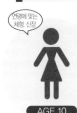

연령에 맞는 체형 신장

AGE 10

학교에 독감이 대유행이다. 귀가한 뒤 38.5℃의 발열이 생겼다. 조금 나른해졌다고는 하나 기력은 좋아 보였다. 마황탕 1/2 포를 끓는 물에 녹여 복용시켰다. 2시간 마다 복용하게 했고 3회째 복용하자 땀이 쫙~하고 나온 뒤 해열되었다. 그 후 취침 전 마황탕을 복용하자 다음 날에는 건강하게 학교에 갈 수 있었다.

마황탕

진해	발한/진통		
행인 5	마황 5	계피 4	감초 1.5

핵심 포인트

튼튼한 타입의 발열성 질환에 쓰는 한약에는 마황이 들어 있고, 석고는 들어 있지 않다. 마황에는 발한 작용이 있지만, 석고와 함께 사용하면 지한 작용을 보인다. 마황탕은 마행감석탕(마황, 행인, 감초, 석고)에서 석고를 계피로 변경한 것이다. 마황탕은 발열에 사용하지만, 마행감석탕은 발열 시에는 보통 사용하지 않는다. 행인은 기침을 멈추게 한다. 따라서 마황탕과 마행감석탕 모두 기침을 멈추게 하는 효과가 있다.

Level UP

'마(麻)'자가 들어 있으면 마황이 들어 있는 한약일 가능성이 높다. 마황탕, 마황부자세신탕, 마행감석탕, 마행의감탕 등이 예이다. 예외로 승마갈근탕에서 '마'는 마황은 아니며, 승마이다. 또한 마황이 들어 있는 한약 중 '마'자가 들어 있지 않은 것도 있다. 월비가출탕, 갈근탕, 갈근탕가천궁신이, 오호탕, 오적산, 소청룡탕, 신비탕, 방풍통성산, 의이인탕이 그 예이다.

감기 걸린 듯 목이 까끌까끌
마황부자세신탕

보통체형
보통신장

AGE 61

왠지 목이 알싸하다. 목이 까끌까끌하며 열은 아직 없지만, 감기 초기 같다며 내원했다. 그래서 마황부자세신탕을 끓는 물에 녹여 복용하도록 했다. 3일분을 처방했다. 복용 2일 만에 깔끄러운 느낌은 사려졌고, 발열도 없이 편해졌다.

마황부자세신탕

발한해열	진통	강력히 따뜻하게
마황 4	세신 3	부자 1

핵심 포인트

마황부자세신탕은 목이 까끌까끌한 감기에 유효하다. 마황제 중 가장 순한데, 실은 마황 함유량이 하루 4g으로 갈근탕이나 소청룡탕이 하루 3g인 것에 비해 많다. 한약은 약재의 조합으로 구성됨을 실감할 수 있는 한 예이다. 마황부자세신탕은 마황탕의 이처방(裏處方)으로도 불리는데, 가장 순환 마황제임을 의미하는 용어이다.

Level UP

마황제이면서 감초가 들어 있지 않은 처방은 마황부자세신탕 뿐이다. 마황부자세신탕이란 명칭은 구성 약물만 나열해 둔 것이다. 구성 약물 전부를 적어둔 한약 명칭으로는 영계출감탕, 마행감석탕, 작약감초탕, 감맥대조탕, 마행의감탕, 대황감초탕, 영강출감탕, 영감강미신하인탕이 있다.

감기 걸린 듯 콧물 **소청룡탕**

약간 튼튼

AGE 54

꽃가루 알레르기 시즌이 아닌데도 도무지 콧물이 멈추질 않는다. 조금 오슬오슬하기도 해서 감기라도 걸린 걸까 생각하고 있다. 체온도 평소보다 약간 높아 소청룡탕을 1일 3회, 따뜻하게 끓인 물에 녹여 복용하도록 했다. 그렇게 하자 2일 만에 코감기 기운이 사라졌다며 기뻐했다.

소청룡탕

	감초건강탕		기분을 진정	호흡기
반하 6	건강 3	감초 3	계피 3	오미자 3
		주목!		
세신 3	작약 3	마황 3		

핵심 포인트

소청룡탕은 '마(麻)'자가 들어 있지 않은 마황제 중 하나이다. 여기서 청룡은 마황을 지칭하는 것이다. 마황의 하루 용량 3g이지만, 감초와 건강이 같이 들어 있는 것이 매력이다. 감초건강탕은 냉증이나 수(水)의 언밸런스(수독)를 치료하며 소청룡탕 외에 시호계지건강탕, 영감강미신하인탕, 영강출감탕, 감초사심탕 등에 들어 있다. 마황이란 주역이 감초건강탕이라는 비서와 함께 하고 있는 것이 이 처방의 매력이다.

Level UP

월비가출탕은 최대량의 마황(하루 6g)이 들어 있는 한약이다. 그런데 코감기에 월비가출탕이 아닌 소청룡탕을 사용한다는 것이 특이하다. 그리고 오미자는 호흡기질환에 듣는 약재로 오미자가 들어 있는 한약으론 소청룡탕, 영감강미신하인탕, 청서익기탕, 청폐탕, 인삼양영탕이 있다.

감기 걸린 듯 배로 왔다! **오령산**

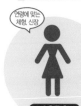

학교에 노로바이러스가 유행 중이다. 귀가 후부터 배가 아프고 설사하는데, 동시에 열이 있는 듯하다. 오령산을 1/2포 복용하도록 했다. 2시간마다 복용하자 세 번째 복용 이후로는 복통도 편해졌고, 열이 나는 느낌도 없어졌다. 다음 날엔 평소처럼 등교했다.

오령산

사령탕				기분을 진정
택사 4	창출 3	저령 3	복령 3	계피 1.5

핵심 포인트

오령산은 소아 특효약으로 어느 의미에서 소아 만능약이다. 그리고 수(水)의 언밸런스(수독)를 개선하는 대표적인 한약이다. 수독을 개선하는 것으로 알려진 4가지 약재(택사, 창출, 저령, 복령)로 구성된 사령탕에 계피를 더한 것이다. 사령탕이 들어 있는 한약은 오령산 외에도 위령탕, 인진오령산, 시령탕이 있는데, 모두 오령산에 뭔가를 추가한 것이다. 오령산이 수독 개선제 중 왕임을 알 수 있는 대목이다.

Level UP 자! 소아의 복용량에 대해 이야기해 보자. 일본 한방은 중국이나 한국에서 쓰는 양의 수분의 1을 쓴다. 그래서 마황이나 대황 등 과용하면 혈압 상승이나 설사 같은 불쾌한 작용이 일어날 수 있는 약재를 빼면, 분량 상 거의 문제될 일이 없다. 단순하게 요약하면, 초등학생의 경우 1/2, 유치원생은 1/3로 투약한다. 또 그보다 어린 아이들은 1/4로 투약하면 된다.

호흡기
소화기
순환기
비뇨기
신경계 정신
질환 운동기
부인과
후비과 아비인
안과
피부과
의학인
소아과
내종과양
영기역타

감기 튼튼한 타입 **마황탕**

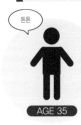

튼튼

AGE 35

낮부터 열이 났다. 그 후 38℃에 가까워져, 병원관계자다 보니 바로 외래에서 진료를 받았다. 땀은 나지 않는다. 땀을 내기 위해 마황탕을 2~3시간마다 뜨거운 물에 녹여 복용하게 하고, 이불을 덮은 채 쉬도록 했다. 발한이 있으면 시호계지탕으로 변경하도록 했다. 다음날 건강하게 출근했다.

마황탕

진해	발한/진통	
행인 5	마황 5　　　계피 4	감초 1.5

핵심 포인트

마황탕은 마황이 5g으로 6g이 들어 있는 월비가출탕 다음으로 많이 들어 있다. 마황을 많이 복용할 수 있는 사람을 실증, 마황을 복용하지 못하는 사람을 허증이라 볼 수 있다. (모던 한방의 입장에서, 자세한 내용은 《간단한 방철칙》을 참조) 마황을 복용하지 못한다는 것은 마황을 복용했을 때 속이 메슥거리고 심장이 두근거리는 등의 불쾌감을 느끼는 것을 말한다. 나는 감기 한약으로 실증에서 허증 순으로 마황탕, 갈근탕, 마황부자세신탕, 향소산을 사용할 수 있다고 생각한다.

Level UP　　사실 실증, 허증에 대한 정의는 각기 다 다르다. 그렇다보니 처방 선택에 유용한 방법이 가장 좋지 않을까 싶다. 모던 한방에서는 서양의학을 전공한 의사가 보완의료로써 보험적용 한방엑기스제를 사용한다. 감기에 좋은 양약은 없기 때문에 급성질환이더라도 한약이 활약할 타임이다. 소화기능은 근육량에 거의 비례한다고 생각하여 허실을 구분하고, 그런 방식으론 한약을 선택하더라도 결코 틀리진 않다.

감기 약간 튼튼한 타입 **갈근탕**

약간튼튼

AGE 51

갑자기 열이 나는 듯하다. 땀은 나지 않아 갈근탕 엑기스를 바로 물과 함께 복용한 뒤, 따뜻한 물을 많이 마셨다. 조금 두껍게 입고 2시간에 한번 씩 갈근탕을 복용했는데, 3포를 복용하자 땀이 났다. 그 후 완벽히 회복하였다.

갈근탕

	계지탕			
대조 3	**감초 2**	계피 2	작약 2	생강 2

갈근 4   마황 3

핵심 포인트

갈근탕은 계지탕(계피, 작약, 감초, 대조, 생강)에 갈근과 마황이 추가된 것이다. 계지탕이 들어 있으면 약간 허증 경향이므로 마황탕에 비하면 약간 허증 경향이라 할 수 있겠다. 마황은 진통 효과도 있어, 과거에는 모든 증상에 갈근탕을 사용했다는 갈근탕의사 이야기도 있다. 계지탕은 허약한 사람의 감기약이다. 여기에 갈근과 마황을 추가해서 약간 튼튼한 타입의 감기약으로 만든 것이다.

Level UP   치료에 난항을 겪고 있는 환자에게 한약을 추천하면 '이전에 감기 치료를 위해 사용해 봤는데 효과를 못봤다'고 하는 경우가 사실 적지 않다. 갈근탕이 처음 기록된 상한론(약 1800년 전)에도 땀이 없을 때 사용했다고 기록되어 있다. 감기 치료의 기본 원칙은 초기 진화! 감기 아닐까 싶으면 체격에 맞는 한약으로 '쭉~' 땀을 내는데, 성공하면 대개 즉시 호전을 경험한다.

감기 약간 약한 타입 **마황부자세신탕**

약간 허약

감기에 걸린 듯하다. 열이 있다. 아직 땀은 없다. 그래서 마황부자세신탕을 복용하도록 했다. 2회 복용하자 땀이 나기 시작했는데, 아직 깔끔하지 않았다. 그래서 마황부자세신탕 + 계지탕을 투약했다. 2일 후에는 깔끔하게 호전되었다.

AGE 47

마황부자세신탕

발한해열진통	진통	강력히 따뜻하게
마황 4	세신 3	부자 1

핵심 포인트

마황부자세신탕은 마황과 부자, 세신으로 구성된 한약이다. 부자는 건강과 함께 강력한 열약(熱藥)으로 분류된다. 부자제는 고령자나 젊더라도 냉증을 호소하는 사람에게 유효하다. 가장 부드러운 마황제로도 알려져 있으므로 감기일 때 약간 허약한 타입에 사용한다. 땀이 난 후에는 시호계지탕으로도 좋지만, 마황부자세신탕에 계지탕을 추가하여 계강조초황신부탕과 비슷한 처방을 사용하기도 한다.

Level UP 마황부자세신탕 + 계지탕을 수일간 복용하더라도 완벽히 깔끔하게 낫지 않는 경우에는 마황부자세신탕 + 보중익기탕을 사용한다. 그리고 감기가 장기화되어 내원한 경우도 적지 않다. 그럴 때는 너무 허약하지 않다면 마황부자세신탕 + 보중익기탕으로 처방하는 것이 좋다. 무엇보다 양약처럼 졸리거나 하지 않아 일의 효율을 떨어뜨리지 않는다.

감기 약한 타입 **향소산**

연약

AGE 78

감기에 걸려 내원했다. 뭔가 이상하긴 했는데, 오늘부터 본격적으로 상태가 나쁘다고 했다. 향소산을 처방했다. 1일 3회 식전에 복용하도록 지시했다. 수일 복용하자 완전히 편해졌다. 지금까지 복용했던 양약보다 단연 좋다고 했다. 한방팬이 되어버렸다. 그 후에도 향소산을 애용하여 감기를 물리치고 있다.

향소산

기를 순환		소화기		
향부자 4	소엽 2	진피 2	감초 1.5	생강 1

핵심 포인트

향소산은 여러모로 편리한 약이다. 향부자와 소엽 같이 기분을 상쾌하게 하는 약재가 들어 있어 기의 순환이 나쁠 때 많이 사용한다. 그런 한약이 감기에도 유효하다. 하지만 조금 곤란한 점은 향소산의 보험적용병명으로 '위장이 허약하며 신경질적인 사람의 감기 초기'밖에 적혀있지 않다는 것이다. 감기 초기에는 정말로 중요한 약이다. 체격이 불명확, 허실을 알 수 없는 환자가 감기약을 원한다면 우선은 고민하지 말고 향소산을 처방한다.

Level UP

감기에 향소산이 없으면 계지탕으로 대용 가능하다. 이외, 향부자가 들어 있는 한약인 천궁다조산이나 죽여온담탕도 감기에 유효하다. 사실, 한약의 매력은 약재의 합산이라는 점에 있지만, 향부자 그 자체만으로도 매력을 느낄 수 있다. 향소산으로도 잘 낫지 않고 장기화되면 삼소음도 선택지로 쓸 수 있다. 삼소음과 향소산 모두 소엽이 들어 있다는 점도 흥미롭다.

기침 **마행감석탕**

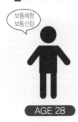

보통체형
보통신장

AGE 28

수일 전부터 기침이 있어 양약을 복용했지만 기침이 멈추지 않아 내원했다. 마행감석탕을 수일간 복용하도록 처방했다. 복용하자 바로 기침이 편해졌고, 하루 만에 기침이 거의 사라졌다. 양약 지해제도 유지한 채 당분간 복용하다 종료했다.

마행감석탕

강력히 식혀줌	기침	진통	
석고 10	행인 4	마황 4	감초 2

핵심 포인트

마행감석탕은 글자 그래도 마황, 행인, 감초, 석고가 들어 있다. 석고는 황련과 함께 식히는 작용이 있는 약재이기 때문에 보통 발열이 있어, 땀을 내고자 할 때는 마황제이지만 사용하지 않는다. 몸이 식어버리기 때문이다. 마행감석탕은 기침에 사용한다. 행인에도 기침을 멈추는 효과가 있다.

Level UP 구성 약물 중 행인이 있으면 호흡기용이란 힌트이다. 행인이 들어 있는 한약으론 마황탕, 마행감석탕, 마행의감탕, 청폐탕, 영감강미신하인탕, 마자인환이 있다. 마자인환의 행인은 기침을 멈추기 위해서라기보다는 변비 개선을 위해 사용된다. '인(仁)'이라 적힌 약재에는 가벼운 사하 작용이 있다. 마행감석탕의 보험병명은 소아천식과 기관지천식이다. 오호탕은 마행감석탕 + 상백피로 오호탕의 보험병명은 기침, 기관지천식이다. 오호탕은 아이들에게 잘 듣는다.

장기화 된 기침
마행감석탕+소시호탕

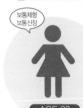

보통체형
보통신장

AGE 32

2주 전부터 감기에 걸려 양약을 복용했는데, 기침만은 멈추질 않는다. 그래서 마행감석탕+소시호탕을 7일분 처방했다. 수일 만에 기침이 편해졌고, 1주일이 채 되지 않아 호전되었다. 매우 편해졌다며 기뻐했다.

마행감석탕

석고 10	행인 4	마황 4	주의 감초 2

+

소시호탕

시호 7 주의 감초 2	반하 5	황금 3	대조 3	인삼 3
생강 1				

핵심 포인트

마행감석탕과 소시호탕, 두 처방의 구성 약물 중 중복되는 것은 감초이다. 전탕약으로 한약을 병용할 때 겹치는 약재는 많은 분량 쪽으로 넣으면 된다. 곧 이 경우에는 모두 감초가 2g이므로 전탕약에서는 2g으로 하면 된다. 하지만 보험적용 한방엑기스제를 사용할 때는 그냥 두 처방을 합치게 되어 감초가 4g이 된다. 감초는 2.5g을 넘으면 가성 알도스테론증 우려가 있어 주의가 필요하다. 병용할 때는 감초 중복에 주의하자.

Level UP 마행감석탕+소시호탕은 시호제이면서 마황제이다. 시호와 마황이 동시에 들어 있는 한약은 신비탕뿐이다. 신비탕은 마황, 행인, 후박, 진피, 감초, 시호, 소엽으로 구성된다. 후박과 소엽 같은 기제도 포함되어 있다.

신비탕의 보험적용병명은 소아천식, 기관지천식, 기관지염이다.

마른기침 맥문동탕

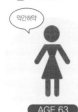

약간허약

AGE 63

목구멍에 윤기가 없고 가래가 잘 뱉어지지 않아 내원했다. 마른기침을 연발한다고 했다. 그래서 맥문동탕을 1포 3회/일로 처방했다. 복용해 보고 편해지면 하루 수차례 복용해도 좋다고 이야기했다. 재진 시, 가래가 잘 뱉어져 좋지만, 효과는 2시간 정도만 간다고 했다. 그래도 꽤 편해졌다며 기뻐했다.

맥문동탕

마른기침

| 맥문동 10 | 반하 5 | 대조 3 | **감초 2** | 인삼 2 |

갱미 5

핵심 포인트

맥문동은 윤기를 주는 약재로 자윤제라고도 한다. 마른기침을 편하게 하는 효과가 있다. 그리고 자윤 작용도 있다. 맥문동이 들어 있는 한약으로 기침에 유효한 것은 맥문동탕 외에도 신이청폐탕, 자음강화탕, 자음지보탕, 청폐탕, 죽여온담탕 등이 있으며 자양 효과가 있는 것은 자감초탕, 온경탕, 청심연자음, 청서익기탕, 조등산이다.

Level UP

맥문동탕에는 마황이나 대황 같은 약재가 없다. 효과가 있다면 3끼 식사 전에 그때그때 복용해도 된다. 맥문동탕은 윤기를 주므로 오히려 가래량이 증가하기도 한다. 티슈 사용량을 증가시키는 이미지이다. 또한 장관의 윤기를 더해주므로 변통(便通)을 지나치게 좋아지게도 한다.

완고한 기침 마행감석탕+맥문동탕

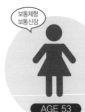

보통체형
보통신장

AGE 53

한방 팬으로 다양한 한약을 집에 보관하고 있다. 기침이 이어져 이전에 받아둔 마행감석탕을 복용했으나, 기침은 남았다. 다음으로 맥문동탕을 시도해 봤는데 효과가 없어 내원했다. 그래서 마행감석탕+맥문동탕으로 복용해 보라고 하자, 이번엔 효과가 있었다.

마행감석탕

석고 10	행인 4	마황 4	주의 감초 2

+

맥문동탕

맥문동 10	반하 5	대조 3	주의 감초 2	인삼 2
갱미 5				

핵심 포인트

맥문동탕+마행감석탕에서도 감초가 4g이 된다. 장기 투여는 신중하게 해야 하며, 마황을 막연히 장기 투여하면 마황에 함유된 에페드린에 의해 교감신경 자극 작용이 일어나 혈압이 상승된다. 또한 감초가 많으면 가성 알도스테론증을 일으킨다. 때로로 서서히 발생하므로 '무슨 일이라도 있으면 중지!'라는 자세를 취하고 있어야 하는데, 아무 일도 없다면 서로 안심이다.

 Level UP 마행감석탕의 석고(石膏)를 의이인(薏以仁)으로 변경한 것이 마행의감탕이다.

마행의감탕의 보험병명은 관절통, 신경통, 근육통이다. 기침을 멈추기 위해서는 석고가 중요한 역할을 하는 것으로 알려져 있다. 하지만 마황제에 행인이 있으면 기침이 더욱 잘 경감되므로 마행의감탕으로도 기침을 진정시킬 수 있다.

호흡기

소화기

순환기

비뇨기

신경계 정신

운동기 질환

부인과

이비인 후과

안과

피부과

의학 노인

소아과

내과 충양

영역 기타

기관지확장증 **청폐탕**

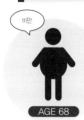

비만

AGE 68

회사 사장이다. 호흡기내과에서 기관지확장증으로 진단 받고 치료를 하고 있지만 담배를 끊을 생각은 전혀 없다. 하루 60개 피씩 핀다. 본인은 언제 죽어도 괜찮다며 호언장담 중이다. 누런 가래가 많이 나와 고통스럽다고 하여 청폐탕을 투여하자 서서히 호흡이 편해졌다며 매우 기뻐했다.

청폐탕

	호흡기			배농
당귀 3	맥문동 3	복령 3	황금 2	길경 2
기침	기분을 진정			
행인 2	산치자 2	상백피 2	대조 2	진피 2
			호흡기	
천문동 2	패모 2	감초 1	오미자 1	생강 1
죽여 2				

핵심 포인트

청폐탕은 16가지 약물로 구성된다. 약물수가 많은 한약은 효과를 서서히 내며, 약물수가 적은 한약은 즉효성이 있다. 이 환자에서도 서서히 효과가 났지만 확실히 호흡은 안정되었다. 기침을 편하게 하는 맥문동이나 행인, 오미자 그리고 배농 작용이 있는 길경 등이 들어 있다. 누런 가래를 내뱉는 환자를 만날 일이 그리 많지는 않지만, 그럴 때 유효한 한약이다.

Level UP 이전에는 '담배를 끊지 않으려면 병원에 오지 마세요'라고 이야기하곤 했다. 확실히 그렇게 이야기해서, 마음을 바꿔 담배를 끊게 되면, 그런 발언을 하는 것도 맞겠다. 하지만 이때는 호흡기내과 의사도 몇 번을 설득하고 나도 충분히 설명을 했지만 금연하지 않은 환자였는데, 그보다도 증상을 편하게 해주는 것도 좋지 않나 싶다.

청폐탕의 보험병명은 가래가 많이 나오는 기침이다.

COPD 보중익기탕/인삼양영탕

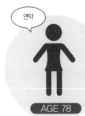

연약

COPD로 산소를 손에서 놓지 못한다. 대변만은 산소 없이도 보러 가긴 하지만, 바로 청색증이 온다. 무엇보다 피로해서 큰일이라고 했다. 보중익기탕을 투여한지 4주 후에 '그걸 복용하면 힘이 나고, 외출할 의욕이 생긴다'며 기뻐했다. 그 후 인삼양영탕으로 변경하여 3년간 복용 중이다. 지금도 건강하다.

AGE 78

인삼양영탕

지황 4	당귀 4	백출 4	**복령 4**	계피 2.5
삼기제				
인삼 3	황기 1.5	원지 2	작약 2	진피 2
	호흡기			
감초 1	오미자 1			

핵심 포인트

보중익기탕은 삼기제의 왕이다. '피곤하다'는 키워드로 어떤 증상에든 처방할 수 있다. 시호제이기도 하므로 장기화된 상태(소양병기)에도 유효하다. 호흡기질환에 유효한 맥문동, 오미자 등은 들어 있지 않다. 그래서 호흡기질환 환자용 삼기제인 인삼양영탕 사용도 선택지 중 하나이다. 인삼양영탕에는 오미자가 들어 있다. 인삼양영탕에는 지황도 들어 있어 드물게 위에 부담을 일으킨다.

Level UP

기관지확장증이나 COPD로 누런 가래를 뱉는다면 청폐탕이다. 호흡기내과 관리를 받으면서 가래 문제가 없으면 보중익기탕을 처방한다. 한약은 약재의 합산으로 좀 거칠게 말하자면 '뭐든 낫게 할 가능성이 있다'는 것이 매력이다. 서양의학적 병명이 아닌, 피로해하는 듯한 환자의 호소를 토대로 처방했을 때, 좋은 효과를 보이는 경우도 많다.

천식 **마행감석탕+소시호탕**

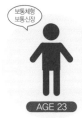

보통체형
보통신장

AGE 23

천식으로 내과 통원 중이다. 양약을 사용하면서 천식 한약을 희망하여 내원했다. 젊고 허약하지 않아서 마황제도 문제는 없으리라 판단하여 마행감석탕+소시호탕을 투여했다. 매 식전 4시간 간격으로 처방했다. 재진 시, 발작 빈도가 줄었다고 하여 그 후 지속 복용했다. 혈압에 주의하도록 지도했다.

마행감석탕

땀을 멈추게 함		기침	
석고 10	마황 4	행인 4	감초 2

+

소시호탕

시호제		자주 등장하는 조합		
시호 7	황금 3	대조 3	감초 2	생강 1

힘나게!
인삼 3   반하 5

핵심 포인트

마행감석탕은 마황과 식혀 주는 석고가 들어 있다. 석고가 있으므로 발열 급성기에는 보통 사용하지 않는다. 소시호탕은 시호제의 왕으로 시호와 황금이 들어 있다. 허증 경향에 사용하는 인삼도 들어 있다. 장기화되는 경향을 보이는 상태에 사용하는 약으로 병용하기 적합하다. 튼튼하다면 마행감석탕+대시호탕도 선택지 중 하나가 될 수 있다.

Level UP 주요 시호제를 실증부터 허증 순으로 나열하면, 대시호탕, 시호가용골모려탕, 사역산, 소시호탕, 시호계지탕, 시호계지건강탕 순이다. 건강은 부자와 함께 열약으로 시호계지건강탕을 허증 경향으로 분류하는 배경이 된다. 계지탕+소시호탕이 시호계지탕인데, 계지탕이 추가되면 허증용 약이 되므로 소시호탕보다 시호계지탕이 허증에 적합하다.

천식 보중익기탕/십전대보탕

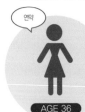

연약

AGE 36

천식 발작으로 힘들다. 성인이 된 후 발생한 천식으로 호흡기 내과 처치는 하고 있다. 발작 빈도가 잦아 힘들다. 그리고 피곤 하다. 딱 보기에도 정말 피곤해 보이는 인상이다. 그래서 마행 감석탕이나 시박탕이 아닌 십전대보탕을 선택했다. 4주 후, 피 로한 것이 꽤 해결되었다며 기뻐했다. 즐겁게 투병할 의욕이 생겼다고 했다.

십전대보탕

사물탕				
지황 3	작약 3	천궁 3	당귀 3	계피 3

사군자탕				
창출 3	복령 3	인삼 3	감초 1.5	황기 3

핵심 포인트

삼기제라면 무엇을 써도 괜찮을 상황이었다. 주요 삼기제 10가지 중 보중익 기탕이 가장 사용하기 편하다. 다음으로 십전대보탕이 자주 사용된다. 십전 대보탕은 사물탕(당귀, 작약, 천궁, 지황)+사군자탕(창출, 복령, 인삼, 감초, 생강, 대조)+계피, 황기이다. 십전대보탕의 원전에는 생강과 대조를 탕전 시 추가하도록 되어 있다. 보험적용 한방 엑기스제에는 생강과 대조가 들어 있 지 않다.

Level UP

삼기제는 '한방버전 자양강장제 같은 이미지'라고 환자들에게 설명한다. 기력·체력을 증진시킨다는 것을 알기 쉽게 설명하는 방법 중 하나이다. 보중익기탕과 십전대보탕을 사용할 수 있게 되 면 나머지 8가지 삼기제로 응용 범위를 넓혀 가는 전략으로 공부하는 것이 가장 좋겠다.

천식 시박탕

호흡기
소화기
순환기
비뇨기
신경계 정신
철환 운동기
부인과
후과 이비인
안과
피부과
의학인
소아과
내종과양
영기역타

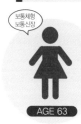

보통체형
보통신장

AGE 63

과거부터 천식이 있다. 양약 복용 중이나 발작 빈도를 줄이고 싶어 내원했다. 정신적으로 피로하면 발작이 나타난다. 발작 전 인후부 불편감을 느낀다. 시박탕을 투여하자 수개월에 걸쳐 서서히 발작 빈도는 경감되었다.

시박탕

		반하후박탕		
생강 1	반하 5	**복령 5**	**후박 3**	**소엽 2**
		소시호탕		
시호 7	황금 3	대조 3	인삼 3	감초 2

핵심 포인트

시박탕은 반하후박탕+소시호탕이다. 반하후박탕+그 외의 시호제라는 선택지도 사용할 수 있지만, 시박탕은 보험적용 한방엑기스제이며 1포로 사용할 수 있다. 처음부터 특별히 다른 시호제와 함께 사용하고 싶을 때나 시박탕이 효과를 보이지 않을 때는 반하후박탕+기타 시호제를 고려해본다. 또한 소시호탕+오령산은 시령탕, 소시호탕+소함흉탕은 시함탕이다.

Level UP 기관지천식의 체질 개선에 한약이 매우 좋다. 발작 빈도를 감소시켜준다. 체질을 개선하기 때문에 장기간 복용하도록 한다. 4주 처방하여 특별한 이상반응이 없으면 다시 조금 좋다는 느낌이 들 때까지 유지한다. 정신적 요소로 일어나는 천식에는 시박탕이 유효하다.

시박탕의 보험병명은 소아천식, 기관지천식, 기관지염, 기침, 불안신경증이다.

변비 윤장탕/마자인환

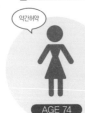

약간허약

AGE 74

변비 관련 한약을 복용하고자 내원했다. 지금까지 한약을 복용해 본 경험은 없어 허증일지 실증일지가 불명확하다. 정석대로 마자인환을 사용해 볼까 했으나, 마자인환은 대황이 4g인 관계로 대황이 2g만 들어 있는 허증용 윤장탕을 선택했다. 재진 시, 꽤 쾌변을 보았다고 했다.

윤장탕

지황 6	당귀 3	황금 2	지실 2	**감초 1.5**
	하제		'인'은 가벼운 하제	
후박 2	대황 2	도인 2	**마자인 2**	행인 2

핵심 포인트

『플로차트 한약치료1』에서 변비의 제1선택약으로 마자인환, 윤장탕 모두 좋다고 했으나, 마자인환이 좀 더 널리 사용된다. 그런 범용성도 고려하여 플로차트 한약치료를 작성했다. 윤장탕은 대황의 양이 2g으로 적고, 마자인환이 너무 센 경우 사용할 수 있다. 윤장탕은 10가지 약재로 구성되므로 그다지 내성이 잘 생기지 않는다.

Level UP

변비 관련 한약 복용시간은 첫 처방 시에는 취침 전으로 하는 것이 적절하다. 물론 환자분이 복용하다보면 언제 복용하는 것이 쾌적한 변을 보는데 좋은지 알아가게 된다. 아침에 복용했을 때 기분이 좋은 변이 나온다는 사람이 있는가하면, 아침저녁 복용이 좋다는 사람도 있다. 변비 관련 한약은 본인의 대변 상황에 맞춰 적절히 사용하는 것이 좋다. 윤장탕의 보험병명은 변비뿐이다.

변비 계지가작약대황탕

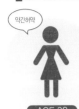
약간허약

어릴 적부터 변비가 있었다. 시험 삼아 한약을 복용해 보고 싶다며 내원했다. 냉증도 있어 계지가작약대황탕을 취침 전 1포씩 투여했다. 4주 후 매우 상태가 좋아졌다고 했다. 25년간의 변비가 편해졌다며 매우 기뻐했다. 그 후 거의 매일 복용하며 쾌적하게 생활하고 있다.

AGE 38

계지가작약대황탕

증량		계지탕		
작약 6	계피 4	대조 4	감초 2	생강 1
하제				
대황 2				

핵심 포인트

계지가작약대황탕은 계지탕에 작약을 증량한 계지가작약탕에 다시 대황을 추가한 것이다. 계지탕은 계피, 작약, 감초, 대조, 생강 5가지 약재로 구성되는 한방 기본 처방 중 하나이다. 감기약이었던 이 처방이 작약을 증량하자 대장약으로 변모했다. 거기에 쾌변을 유도하는 대황을 추가한 것이다. 따뜻하게 사하시키는 약[온하(溫下)의 조제(祖劑)]이며, 냉증이 있을 때 냉증을 포함한 다양한 증상을 개선시킬 수 있다.

Level UP 　대황은 사하 작용뿐 아니라 소염, 진정, 항염증, 구어혈 작용 등이 있다. 그래서 대황이 들어 있는 한약으로 대변 상태를 조정하면 다양한 증상이 함께 호전된다. 또한 하제의 주약인 대황 이외에도 여러 보조역이 함께 들어 있어 광범한 증상이 개선될 수 있다.

계지가작약대황탕의 보험병명은 급성장염, 대장염, 상습변비, 숙변, 잔변감이다.

변비 대황감초탕

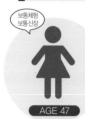

보통체형
보통신장

AGE 47

한번 씩 변비가 생겨 그때그때 복용할 한약을 원했다. 대황감초탕을 적절히 변비가 있을 때만 복용하도록 처방했다. 재진 시, 변비가 심할 때 대황감초탕을 복용하면 기분 좋게 배변된다며 기뻐했다. 매일 복용할 필요는 없었다고 한다.

대황감초탕

하제

대황 4   감초 2

핵심 포인트

대황감초탕에 망초를 추가하면 조위승기탕이 된다. 대황감초탕은 대황과 감초 2종류의 약재로 구성된다. 한약은 약재의 합산이므로 2종류 이상의 약재가 기본적으로 들어 있다. 쯔무라 보험적용 한방엑기스제 중에는 1가지 약재로만 구성된 처방은 없다. [약재 2개]가 들어 있는 처방은 이외 작약감초탕과 길경탕(길경+감초)이 있고, 보험적용이 되지는 않지만 [약재 1개]로 구성된 대표적인 처방은 독삼탕(인삼), 장군탕(대황), 감초탕 등이 있다.

Level UP   약재수가 적은 한방약은 바로 효과를 보이지만, 막연히 복용하다 보면 내성이 잘 생긴다. 약재수가 많은 한방약은 천천히 효과를 보이지만, 체질을 개선하고 내성이 잘 생기지 않는다. 따라서 대황감초탕을 막연히 계속 복용하면 효과가 없어질 수 있으므로 연일 복용하려면 마자인환이나 윤장탕이 낫겠다.

호흡기
소화기
순환기
비뇨기
신경정신계
운동기 질환
부인과
이비인후과
안과
피부과
외학인
소아과
내종과양
염기역타

변비 도핵승기탕

보통체형
보통신장

AGE 39

한방 변비약을 원해서 왔다. 마자인환, 계지가작약대황탕 등을 복용해 보았으나, 좀 더 시원스럽게 보고 싶다. 배변은 하나, 좀 더 시원하고 싶은 것이다. 그래서 도핵승기탕을 투여했다. 취침 전 복용하도록 처방했는데, 본인이 원하여 매 식전 3회로 복용하자 꽤 좋았다. '바나나처럼 변이 나와 최고!'라고 했다.

도핵승기탕

| | | 구어혈제 | | 조위승기탕 | |
| 계피 4 | 도인 5 | 대황 3 | 감초 1.5 | 망초 0.9 |

핵심 포인트

대황감초탕에 석고를 추가한 것이 조위승기탕이다. 거기에 계피와 도인을 추가한 것이 도핵승기탕이다. 도인이나 대황에는 구어혈 작용도 있어 대황과 망초가 들어 있는 승기탕류이면서 구어혈 작용도 갖춘 강력한 처방이다. 구어혈제는 여성뿐 아니라 남성에게도 물론 사용할 수 있다.

Level UP 대황이 들어 있는 구어혈제는 도핵승기탕 외, 통도산, 대황목단피탕 등이다. 변비는 실증(實證)의 징후 중 하나이므로 대황이 들어 있는 한약은 대개 실증용이다. 또한 '승기(承氣)'라는 글자는 기를 맑게 한다는 의미이다. 확실히 승기탕류로 변비를 치료하면 기분이 너무 좋다는 사람들이 적지 않다.

도핵승기탕의 보험병명은 월경불순, 월경곤란증, 월경 시나 산후의 정신불안, 요통, 변비, 고혈압 동반증상(두통, 어지러움, 어깨 결림)이다.

변비 대승기탕

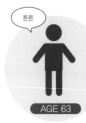

튼튼

AGE 63

다양한 변비약을 복용해 보았지만, 한 번도 깔끔한 느낌을 받은 적이 없다며 한약을 처방받길 바랐다. 배가 조금씩 아프고, 장에 공기가 가득 차 있는 듯해서 기분 좋게 배변하고 싶다. 그래서 대승기탕을 취침 전 복용하도록 했다. 효과가 없을 때는 아침에도 복용하도록 했는데, 1포 만에 쾌변을 보았다.

대승기탕

기순환		승기탕류	
후박 5	지실 3	대황 2	망초 1.3

핵심 포인트

승기탕류란, 대황과 망초가 들어 있는 한약이다. [대황과 망초가 들어 있는 한약]은 대승기탕, 조위승기탕, 도핵승기탕, 대황목단피탕, 통도산, 방풍통성산이다. 망초도 추가하여 대황의 사하효과가 증강되었다. '승기(承氣)'란 글자가 붙어 있지 않은 대황과 망초가 들어 있는 한약 사용 시에는 주의가 필요하다. 강력한 사하 작용이 있기 때문이다.

Level UP

대승기탕은 변비에만 쓰는 약이라고들 생각한다. 하지만 고전을 보면 대시호탕과 비슷한 분량의 기록이 있다. 곧 사하(瀉下) 외에도, 소염, 항염증, 진정, 구어혈 작용 등 폭넓은 용도로 사용할 수 있다.

실제로 대승기탕의 보험병명은 상습변비, 급성변비, 고혈압, 신경증, 식중독 등이다.

대황을 복용하면 복통 **가미소요산**

호흡기
소화기
순환기
비뇨기
신경계·정신
운동기·질환
부인과
이비인후과
안과
피부과
의학인
소아과
내종양과
기타·영역

> **연약**
>
> 변비가 있다고 해서 정석대로 마자인환을 처방했더니 복통이
> 생겨 괴롭다고 했다. 가미소요산을 매 식전 복용하도록 하자
> 오히려 복부 통증이 없어져 기분이 좋다고 했다.
>
> **AGE 83**

가미소요산

사하작용

| 시호 3 | 작약 3 | 창출 3 | 당귀 3 | **복령 3** |
| 산치자 2 | 목단피 2 | **감초 1.5** | 생강 1 | 박하 1 |

핵심 포인트

변비에 가미소요산을 사용할 수 있는 이유는 바로 시호이다. 시호가 들어
있는 한약에는 가벼운 사하 작용이 있어 마자인환이나 윤장탕 같이 약한
대황제만으로도 복통이 생기는 사람에게 가장 먼저 떠올려야 한다. 여러 시
호제 중에서도 특히, 가미소요산(加味逍遙散)은 가벼운 사하 작용을 기대
하고 쓸 수 있다.

Level UP

시호가 들어 있는 한약이라면 모두 가벼운 사하 작용이 있으므
로 가미소요산을 꼭 고집할 필요는 없다. 기타 황금과 시호가 들
어 있는 시호제[보통 '시(柴)'라는 글자가 처방명에 들어 있음]로
도 좋다. 대시호탕은 시호, 황금에 추가로 대황도 들어 있다. 하지만, 대시
호탕(大柴胡湯)은 물론이요, 다른 어떤 시호제에도 보험병명에 변비가 들
어 있지 않다.

장폐색 유사 증상 대건중탕

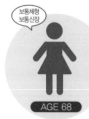

보통체형 보통신장

AGE 68

대장 수술 후 장폐색 유사 증상이 반복되고 있다. 입원할 정도는 아니지만, 배가 당기고 가스가 나오지 않는데, 조금이라도 배변하면 편해진다. 그런 상태가 여러 차례 반복되고 있다. 대건중탕을 1포씩 매 식전 복용하도록 처방했다. 복용하고 나니 매우 편해졌다.

대건중탕

강력히 따뜻하게	힘나게	장을 움직임	
건강 5	인삼 3	산초 2	교이

핵심 포인트

대건중탕은 쯔무라제품 중 가장 많이 팔리는 한약 중 하나다. 소화기외과에서 인지도가 높다. 산초가 들어 있어 소화관 운동이 항진되는 것은 당연하다. 산초가 듬뿍 들어간 마파두부를 먹은 다음 날에는 설사를 하곤 한다. 대건중탕은 따뜻하게 하는 작용이 강력한 건강과 힘을 불어넣어 주는 인삼이 들어 있다는 것도 중요하다. 엑기스제에서는 교이를 분말엿으로 대용한다. 교이의 분량을 높이기 위해선 1회 2포를 복용하는 것이 기본이다. 하지만 이 증례처럼 1포로도 꽤 효과를 보곤 한다.

Level UP

대건중탕이 소화기능 개선 효과가 있는지 임상 연구가 진행되고 있다. 대건중탕과 위약을 비교한 RCT에서 차이가 나오면, 다음으로는 대건중탕과 산초를 비교해 봐야 할 것 같다. 차이가 딱히 나오지 않더라고 괜찮다. 대건중탕의 매력은 산초 이외의 건강, 인삼, 교이에 있다. 다양한 평가 항목을 비교해 보는 것이 좋을 것 같다.

소아 변비 소시호탕

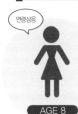
연령상용
AGE 8

최근 변비가 생겼다며 '똥을 누지 못해 배가 아프다'고 했다. 소시호탕을 취침 전 1포로 처방했다. 그러자 쾌변을 보았다. 적절히 복용하도록 지시하고 치료를 끝냈다. 그 후 복용하지 않아도 대부분 괜찮지만 드문드문 사용한다고 했다. 부모와 아이 모두 기뻐했다.

호흡기
소화기
순환기
비뇨기
신경정신계
운동기질환
부인과
이비후과인
안과
피부과
외노학인
소아과
내종과양
영기역타

소시호탕

사하작용				
시호 7	반하 5	황금 3	대조 3	인삼 3
감초 2	생강 1			

핵심 포인트

소시호탕에 들어 있는 시호의 가벼운 사하 작용을 기대하고 처방한 증례이다. 소시호탕 외에도 시호가 들어 있는 한약은 많지만, 소시호탕은 어디가나 구할 수 있어 복용하기 편해서 first choice로 하고 있다. 내 경우, 아이들 변비는 그다지 볼 일이 없어 많이 써보진 않았지만, 일단 사용하면 좋은 효과를 보였다.

Level UP 한약은 약재의 합산으로 어떤 증상이든 치료할 가능성이 있다. 곧, 반대의 결과도 일어날 수 있다. 소시호탕으로 쾌변을 기대하였는데 오히려 변비가 되기도 한다. 그렇기 때문에 이것저것 시도해 보는 것이 무엇보다 좋다.

소시호탕의 보험병명은 각종 급성 열성병, 폐렴, 기관지염, 감기, 흉막염, 폐결핵 등 모든 결핵성 질환의 보조요법, 림프선염, 만성 위장장애, 산후 회복부전, 만성 간염에서의 간기능 장애 개선이다.

만성 설사 진무탕

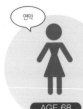

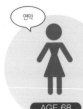**연약**

AGE 68

6개월 전부터 설사를 했다. 소화기내과에서 모든 검사를 했으나 이상이 없었다. 다양한 양약도 무효했다. 정석대로 진무탕을 처방했다. 펄펄 끓는 물에 녹여 식전에 복용하도록 했다. 4주간은 변화가 없었다. 그래도 맛있다고 했다. 그래서 3개월간 유지하자 어떻게든 변이 형태를 갖추게 되어 1년을 지속했다. 이후에는 적절히 복용 중이다.

진무탕

이수제				강력히 따뜻하게 함
복령 4	**창출 3**	작약 3	생강 1.5	부자 0.5

핵심 포인트

진무탕은 대표적인 부자제이다. 먼 옛날에는 현무탕(玄武湯)이라고 불렀다. 부자는 강력한 열약이다. 복령과 창출은 수분의 언밸런스를 치료하는 약재이다. 곧 진무탕은 몸을 따뜻하게 하며 수분의 언밸런스를 치료하는 처방이다. 고령자는 대개 냉하다. 젊어도 냉증을 호소하면 진무탕이 유효하다. 만성 설사에는 장기간 처방한다. 기력이 늘었다는 환자도 있다.

Level UP

뜨끈뜨끈하게 복용하는 방법을 열복(熱服)이라고 한다. 특히 만성 설사에 진무탕을 사용할 때 열복하는 것이 중요하다. 보험적용 한방엑기스제는 끓인 물에 넣어도 좋고, 전자레인지에 넣고 가열해도 좋다. 어쨌든 만성 설사에 진무탕을 사용하려면 식전에 뜨끈뜨끈하게 해서 후후 불며 복용하게 하는 것이 중요하다.

만성 설사 인삼탕

호흡기
소화기
순환기
비뇨기
정신
신경계
운동기
질환
부인과
이비인
후과인
안과
피부과
의학인
소아과
내종과양
영역가타

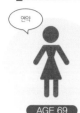

연약

AGE 69

소화기내과에서 준 처방은 무효했다. 만성설사의 first choice 인 진무탕 열복도 무효했다. 그래서 인삼탕을 투여했다. 이것도 4주간은 그다지 효과를 보진 못했지만 진무탕에 비하면 꽤 좋다고 했다. 그래서 이 처방을 유지하자 서서히 설사가 치료되었다.

인삼탕

감초건강탕

| 건강 3 | 감초 3 | 창출 3 | 인삼 3 |

핵심 포인트

인삼탕은 글자 그대로 조선인삼이 들어 있어 그렇게 이름 붙었다. 그 외에 건강과 창출, 감초로 구성된다. [인삼과 건강이 들어 있는 한약]은 인삼탕 외에 황련탕, 계지인삼탕, 대건중탕, 대방풍탕, 당귀탕, 반하사심탕, 반하백출천마탕이다. 모두 설사나 복통에 효과를 보인다. 그리고 계지인삼탕은 인삼탕에 계피를 추가한 것으로 두통에도 효과가 있다.

Level UP

인삼탕에는 감초가 하루 기준 3g이 들어 있다. 2.5g을 넘어서면 만성 설사 등에 장기 사용 시 가성 알도스테론증에 주의해야 한다. 서양의학으로 호전되지 않는 만성 설사가 한방으로 깔끔하게 치료되는 일은 드물다. '어떻게든 좋아지겠지'라는 마음으로 기다리다 보면 호전이 찾아온다. 장기 처방을 할 때는 부작용에 주의하길 바란다.

만성 설사 **진무탕+인삼탕**

연약

AGE 74

서양의학 치료로 호전되지 않는 만성 설사였다. 정석대로 진무탕을 처방해도 무효했다. 다음으로 인삼탕을 처방해도 무효였다. 그래서 진무탕+인삼탕을 처방하자 4주 후 조금 좋은 느낌이 들었다. 그대로 유지하자 점차 더욱 호전되었다.

진무탕

이수제

| 복령 4 | 창출 3 | 작약 3 | 생강 1.5 | 강력히 따뜻하게 함
부자 0.5 |

+

인삼탕

강력히 따뜻하게 함

| 건강 3 | 감초 3 | 창출 3 | 인삼 3 |

핵심 포인트

진무탕+인삼탕은 따뜻하게 하는 약재의 왕인 건강과 부자가 들어 있다. [보험적용 한방엑기스제 중 건강과 부자가 들어 있는 것]은 대방풍탕뿐이다. 곧, 따뜻하게 하는 작용이 매우 강하다. 만성 설사를 호소하는 사람은 배가 냉한 경우가 많다.

Level UP

한약은 약재의 합산의 결정체로 보통은 한 가지 처방씩 사용한다. 또한 역사적으로 상성(相性)이 좋은 한약은 병용하기도 한다. 복수의 한약을 병용하면 효과가 나빠지는 경우가 있다. 반대로 여러 한약을 병용하면 또 효과가 나기도 한다. 사실 중요한 것은 약재수이다. 너무 약재수가 많으면 효과가 나질 않는다. 진무탕+인삼탕에는 고작 8가지 약재밖에 들어 있지 않다.

만성 설사 대건중탕

호흡기
소화기
순환기
비뇨기
신경계정신
질환운동계
부인과
이비인후과
안과
피부과
의학인
소아과
내종과향
영역가타

연약

AGE 66

서양의학 치료에 반응이 없던 만성 설사는 한약으로도 치료가 어렵다. 정석대로 진무탕, 인삼탕, 진무탕+인삼탕을 처방했지만 무효했다. 대건중탕을 1포 3회/일로 식전 투여했다. 이번엔 뭔가 다르다고 하여 오랜 기간 동안 대건중탕을 투여했다. 그러자 서서히 호전되었다. 하지만 스트레스가 생기면 아직도 설사하고 있다.

대건중탕

강력히 따뜻하게 함 | | 장을 움직인다 |
건강 5 | 인삼 3 | 산초 2 | 교이

핵심 포인트

대건중탕은 변을 무르게 하는 약이다. 만성 설사에 사용한다고 하면 뭔가 역설적으로 느껴진다. 하지만 대건중탕이 유효하기도 하다. 장폐색에 사용할 때는 2포 3회/일이 통상용량이지만, 만성 설사에는 조금 적은 1포 3회/일로 한다. 건강과 인삼은 인삼탕에도 들어 있다. 그렇다면 유효 성분은 산초와 교이인 것인데, 사실 아직 잘 모른다.

Level UP

만성 설사를 치료할 때 특별히 용량 의존성은 없음을 자주 경험한다. 오히려 소량을 투약하는 편이 유효하기도 하다. 진무탕 1포를 3회로 나누어 매일 복용하는 편이 유효한 것도 여기에 해당한다. 실제로 이번 증례에서도 대건중탕 1포만으로도 유효했다. 오히려 2포를 복용하면 더 좋지 않기도 하다. 한약은 특별히 용량 의존적으로 작용하지 않는 면이 있기도 하다.

고급 위장약 **반하사심탕**

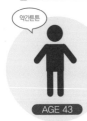

때때로 가슴 쓰림이 있어 시판되는 위장약을 복용한다. 뭔가 좋은 한약이 없을까 해서 상담하러 왔다. 정석대로 반하사심탕을 매 끼니마다 3회 투여했다. 재진 시 가슴 쓰림이 꽤 편해졌다고 했다. 지금은 그때그때 복용하고 있다. 본인이 원하여 그대로 처방을 유지했다.

AGE 43

반하사심탕

	사심탕류	강력히 식힘	강력히 따뜻하게 함	
반하 5	황금 2.5	황련 1	건강 2.5	감초 2.5
대조 2.5	인삼 2.5			

핵심 포인트

반하사심탕은 위(胃) 증상에 쓸 수 있는 대표적인 한약이다. 힌트가 되는 복부소견도 심하비경(명치부 압통)이다. 반면 흉협고만(늑골궁하 압통)은 소시호탕 같은 시호제 사용의 힌트가 된다. 명치부와 늑골궁하는 바로 인접해있다. 실제로 반하사심탕의 황련을 시호로, 건강을 생강으로 변경하면 소시호탕(반하, 황금, 생강, 감초, 대조, 인삼, 시호)이 된다. 이렇게 반하사심탕과 소시호탕은 친척 처방이다.

Level UP 소시호탕은 장기화된 상태(소양병기)의 만능약이다. 친척 처방인 반하사심탕도 사실 비슷하다. 소시호탕으로 효과를 보지 못했다면, 반하사심탕을 사용하는 것이 모던 한방의 철칙이다.

반하사심탕의 보험병명은 급만성 위장염, 발효성설사, 소화불량, 위하수, 신경성위염, 위약, 숙취, 트림, 가슴 쓰림, 구내염, 신경증으로 광범위하다.

고급 위장약 **안중산**

호흡기
소화기
순환기
비뇨기
신경정신
계질환 운동기
부인과
후이비과인
안과
피부과
의학노인
소아과
내종과양
기타여

약간 허약

AGE 35

소화기내과 통원 중이다. 가슴 쓰림과 위통에 대한 약이 필요하다며 내원했다. 이야기를 들어보니 생리통도 심하다. 안중산을 매 식전 3회로 처방했다. 4주 후에는 위통, 생리통 모두 편해져 거짓말 같다며 기뻐했다.

안중산

	진통	소화기		
계피 4	현호색 3	회향 1.5	축사 1	양강 0.5
모려 3	감초 1			

핵심 포인트

안중산의 매력은 현호색에 있다. 현호색은 진통 작용이 있어 위통이나 생리통에도 유효하다. 또한 회향은 인도 요리에도 쓰이는 것으로 방귀를 줄여주며 냄새를 잡는 작용도 있다. 재밌는 점은 회향, 축사, 현호색, 양강은 쯔무라 보험적용 한방엑기스제에 한해서 안중산에만 들어 있다는 것이다.

Level UP

안중산은 이미 여러 이름의 위장약으로 시판되고 있을 정도로 범용성이 높다. 안중산은 약간 허증 경향 처방이지만, 위통이나 생리통에는 체격과 관계없이 사용할 수 있다.

안중산의 보험병명은 신경성 위염, 만성 위염, 위무력이며 생리통은 들어 있지 않다.

고급 위장약 **인삼탕**

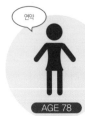

연약

뇌경색 기왕력이 있어 걷는 것이 어색하다. 입 끝에서 침이 흘러 떨어진다. 그리고 가슴 쓰림이 있고 식욕이 없다며 내원했다. 인삼탕을 4주간 식전에 복용하도록 처방했다. 그러자 편해졌다. 인삼탕을 유지하며 점차 건강해졌다.

AGE 78

인삼탕

	감초건강탕			건강하게
건강 3	감초 3	창출 3	인삼 3	

핵심 포인트

인삼탕은 감초건강탕(감초, 건강)이 들어 있어 냉증과 수독(水毒)에 대처한다. [감초건강탕이 들어 있는 한약]은 황련탕, 계지인삼탕, 시호계지건강탕, 소청룡탕, 대방풍탕, 당귀탕, 인삼탕, 반하사심탕, 영감강미신하인탕, 영강출감탕으로 총 10가지이다.

Level UP

과감히 각 한약이 유효하게 작용하는 소화관의 위치를 이야기해 보면, 인삼탕은 위가 메인, 진무탕은 장이 메인이다. 두 처방을 반대로 사용해서 호전되는 경우도 있으므로 어디까지나 힌트일 뿐이다. 인삼탕은 허약인용 위장약이라는 이미지가 강하다.

인삼탕의 보험병명은 급성 만성 위장염, 위무력, 위확장, 오조, 위축신이다.

과민성 대장증후군(IBS) **계지가작약탕**

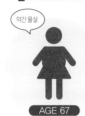

약간 물살

AGE 67

3년 전 IBS로 진단받았다. 밖에 나가려고만 하면 대변보고 싶을까 두려워 최근에는 전철이나 버스에는 타지 않는다. 계지가작약탕을 식전 투여했다. 4주간 효과가 없었지만 계속 처방했다. 차차 외출 범위가 넓어졌다. 2년 후에는 전철에 탑승할 수 있게 되었다. 하지만, 항상 어딘가 자신의 몸 상태에 대한 불만을 이야기하며 내원하고 있다.

계지가작약탕

증량		계지탕		
작약 6	계피 4	대조 4	감초 2	생강 1

핵심 포인트

계지탕에 작약을 증량한 것이 계지가작약탕이다. 작약의 용량은 계지탕이 하루 4g, 계지가작약탕이 그 1.5배인 6g이다. 작약을 1.5배 넣었을 뿐인데 허약한 사람의 감기약이 대장약이 된다는 것이 재밌다. 작약이 들어 있는 한약을 아무 생각 없이 계지탕에 추가하면 감기약이 대장약으로 되어버리므로 주의하자.

Level UP
　　사실 약재의 밸런스를 신경 쓰는 것은 계지탕과 계지가작약탕의 경우뿐으로 그 외의 약재는 2배가 되더라도 작용이 특별히 변하는 경우가 드물다. 2가지 처방 병용을 할 때 약제 레벨까지 생각해야 하는 경우는 드물다.

계지가작약탕의 보험병명은 잔변감과 복통이다.

치질 **을자탕**

튼튼

AGE 74

예전부터 치질이 있었다. 수술은 아직 하고 싶지 않다. 조금이라도 편해질 수 있다면 한약을 복용해 보고 싶다. 약간 변비 경향이다. 을자탕을 처방했다. 배변이 규칙적으로 변했으며, 치질이 많이 좋아졌다고 했다. 하지만 변비가 사라진 것은 아니었다. 너무 견디기 어려우면 수술을 하도록 항상 이야기하고 있다.

을자탕

구어혈제	best match		주목
당귀 6	시호 5	황금 3	**감초 2**	승마 1
대황 0.5			

핵심 포인트

을자탕(乙字湯)은 구성 약물을 보면 광범위하게 응용할 수 있을 것 같다. 시호와 황금이 있으며 당귀와 대황 같은 구어혈 작용이 있는 약재가 있다. 승마는 승제 작용이라고 해서 쳐져 있는 것을 끌어올려 주는 것으로 알려져 있다. 자궁탈, 방광탈, 직장탈 등에도 사용할 수 있다. 내게는 치질 이외의 특효례는 없다. 승마는 보중익기탕에도 들어 있으며, 여기에도 보험병명에 탈항이 있다.

Level UP   을자탕의 보험병명은 치질뿐만 아니다. 약재 수준에서 보면 다양하게 듣긴 하는데, 사실 임상적으로도 을자탕을 치질질환 이외에 사용하는 경우는 없다. 을자탕은 대황이 들어 있으므로 을자탕을 복용해서 설사가 생기는 사람은 오히려 치질이 악화될 수 있다. 그럴 때 계지복령환을 사용한다.

치질 계지복령환

보통체형
보통신장

AGE 48

치질약을 복용하고 싶다며 내원했다. 정석대로 을자탕을 처방 했으나, 설사가 생겨 힘들었다. 그래서 계지복령환으로 변경했 다. 서서히 탈항 빈도는 줄어들었다. 이전보다 쭉 편해졌다.

계지복령환

기분을 진정			구어혈제	
계피 3	복령 3	작약 3	도인 3	목단피 3

핵심 포인트

계지복령환은 실증 경향의 대표적인 구어혈제이다. 좀 더 실증 경향인 것은 대황이 들어 있는 도핵승기탕이다. 도인, 목단피, 홍화, 대황, 당귀 등 구어 혈 효과가 있는 약재가 2개 이상 들어 있으면 구어혈 작용이 강한 약이라고 할 수 있다. [실증용 구어혈제]는 계지복령환(도인, 목단피), 도핵승기탕(도 인, 대황), 대황목단피탕(대황, 목단피), 통도산(대황, 당귀, 홍화) 등이다.

Level UP 치질도 과거엔 어혈(오래된 피의 정체)로 생각했다. 확실히 치 정맥총에 울혈이 있으므로 오래된 피의 정체로도 말할 수 있겠다. 계지복령환의 보험병명에도 치질이 있다. 이외의 구어혈제도 치 질을 치료할 수 있다.

계지복령환의 보험병명은 자궁 및 그 부속기 염증, 자궁내막염, 월경불 순, 월경곤란, 대하, 갱년기장애(두통, 어지러움, 상열, 어깨 결림 등), 냉 증, 복막염, 타박, 치질, 고환염 등으로 다양하다.

반복되는 장폐색 **대건중탕**

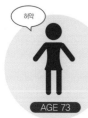

허약

장폐색으로 수술과 입원을 반복하고 있다. 대건중탕을 매 식전 2포 복용하도록 한 뒤, 입원 빈도가 감소했다.

AGE 73

대건중탕

강력히 따뜻하게
| 건강 5 | 인삼 3 | 산초 2 | 건중탕류 교이 |

핵심 포인트

교이가 들어 있는 한약을 건중탕이라고 한다. 대건중탕, 소건중탕(계지가작약탕+교이), 황기건중탕(소건중탕+황기)이 있다. 교이가 들어 있지 않은 건중탕은 당귀건중탕(계지가작약탕+당귀)뿐이다. 상한론 시대까지는 삼기제가 없었다. 그 시대에 체력을 돋울 용도로 사용된 것이 건중탕류이다.

Level UP

건중탕류는 모두 상한론 시대의 처방이다. 곧 약 1800년 전 후한 시대에 등장했다. 꽤 오랜 세월이 흘렀다. 대건중탕은 건강, 인삼, 산초를 달인 뒤, 마지막으로 교이를 추가하여 만든다.

대건중탕의 보험병명은 배가 차고 아프며, 복부팽만감(腹部膨滿感)이 있는 경우이다.

호흡기
소화기
순환기
비뇨기
정신
신경계
운동기
질환
부인과
이비인
후과
안과
피부과
의학인
노인
소아과
내종
과양
영기
역타

반복되는 장폐색 **중건중탕**

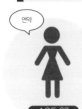

연약

AGE 67

복부 수술 후 장폐색으로 입-퇴원을 반복하고 있다. 대건중탕을 이전부터 복용해 왔지만 장폐색 발생 빈도가 줄지 않아 중건중탕(대건중탕+계지가작약탕)을 매 식전 3회 복용하도록 했다. 처음에는 대건중탕 단독과 차이를 느낄 수 없었지만, 길게 복용하자 입-퇴원이나 장폐색 빈도가 줄어듦을 느낄 수 있었다.

대건중탕

건강 5	인삼 3	산초 2	교이

+

계지가작약탕

소건중탕

작약 6	계피 4	대조 3	감초 2	생강 1

핵심 포인트

대건중탕, 소건중탕 모두 교이가 들어 있다. 교이는 쯔무라 엑기스제에서는 분말이(粉末飴)로 대용한다. 오츠카 케이세츠 선생은 대건중탕은 급성기 장폐색에, 만성기 장폐색에는 중건중탕을 사용했다. 중건중탕은 전탕약으로 '대건중탕+소건중탕'이다. 보험적용 한방엑기스제로 쓸 때는 교이가 이중투여되므로 대건중탕+계지가작약탕을 병용하는 방식으로 사용한다.

Level UP

대건중탕은 소화기외과 영역에서 빈용되고 있으나, 사실 대건중탕을 복용해도 장폐색으로 고생하는 경우가 많다. 그럴 때 대건중탕+계지가작약탕(식전 1포)이 도움이 될 가능성이 있다.

구내염 길경탕

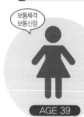

보통체격
보통신장

AGE 39

구내염이 잘 생긴다. 내과에서 검사와 상담을 받았지만 문제는 없다고 들어 한약을 원해 내원했다. 길경탕을 물에 녹여 전자레인지에서 따뜻하게 한 뒤, 냉장고에서 식혀 여러 차례(15분마다) 가글한 뒤 삼키도록 했다. 재진 시, 꽤 편해졌다며 최고라고 했다.

길경탕

감초 3 　　 배농
　　　　 [길경 2]

핵심 포인트

길경탕은 길경과 감초 두 가지 약재로 구성된 한약이다. 구성 약물이 적다는 것은 효과가 빠르다는 것으로 막연히 사용하면 내성이 잘 생긴다는 의미이기도 하다. 곧 그때그때 사용하는 것이 원칙이다. 입안의 염증, 구내염, 치주염, 설염, 편도염 등에 유효하다. 식혀서 가글하며 복용한다는데 의미가 있다. 길경에는 배농, 진통 작용이 있다.

Level UP

길경탕의 보험병명은 편도염, 편도주위염이다. 배농산급탕은 길경, 지실, 작약, 감초, 대조, 생강으로 구성되며 배농산급탕의 보험병명은 환부가 발적, 종창하며 동통을 동반한 화농증, 양(瘍), 절(癤), 면정(面疔), 그 외 절종증(癤腫症)이다.

구내염 반하사심탕

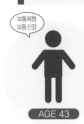

보통체형
보통신장

AGE 43

구내염이 빈발하나, 음부궤양이 없다. 베체트병 같은 질환은 내과에서 감별 진단을 통해 배제되었다. 어쨌든 지금은 구내염을 해결하고 싶어 내원했다. 길경탕을 구내염 증상이 있을 때마다 복용(식혀서 가글하며)하며, 반하사심탕을 매 식전 복용하도록 했다. 그 후 구내염 빈도가 감소했다.

반하사심탕

반하 5	사심탕류		건강 2.5	**감초 2.5**
	황금 2.5	황련 1		
대조 2.5	인삼 2.5			

핵심 포인트

반하사심탕은 7가지 약재로 구성된 한약이다. 황련과 황금을 포함한 한약을 사심탕류로 부르며, 몸을 식혀주거나 기분을 진정시켜 주는 역할을 한다. 사심탕에는 반하사심탕 외에도 황련해독탕, 삼황사심탕이 있다. 황련해독탕+사물탕이 온청음이며 온청음이나 온청음이 들어 있는 형개연교탕, 시호청간탕에도 황련해독탕이 포함되어 있다.

Level UP
구내염이 쉽게 생기는 사람은 백태(白苔)가 있는 경우가 많다. 혀의 백태는 위가 나쁘다는 증거로 알려져 있으나, 소양병기(少陽病期)의 힌트이기도 하다. 시호제나 사심탕 모두 장기화된 상태(소양병기)에 사용할 수 있기 때문에 혀의 백태와 사심탕이 연결될 수밖에 없는 것이다. 복진이나 설진은 이해할 수 있는 만큼만 이해해서 사용하면 된다. 처음부터 무리해서 모두 이해하려 노력할 필요가 없다.

구내염 **황련해독탕**

튼튼

AGE 63

구내염에 길경탕이나 반하사심탕을 사용해 보았으나, 그다지 효과를 느끼지 못했다고 하여 황련해독탕을 사용했다. 이번 약은 썼지만 구내염이 바로 낫는다며 만족했다. 그 후, 구내염이 생길 때마다 황련해독탕을 사용하고 있는데, 꽤 만족하고 있다.

황련해독탕

사심탕류		기분을 진정	
황금 3	황련 2	산치자 2	황백 1.5

핵심 포인트

황련해독탕은 황련과 황금이 들어 있는 사심탕 중 하나이다. 반하사심탕의 친척으로 반하사심탕과 황련해독탕 모두 구내염에 유효하다. 당연하다.
황련해독탕은 4가지 약재로 구성된 간단한 처방이다. 사심탕 외에 산치자와 황백이 들어 있다. 산치자는 기분을 진정시켜 주는 작용이 있다. 황련해독탕(黃連解毒湯)은 쓰기 때문에 이 처방이 맛있다는 사람은 실증(實證)일 가능성이 높다.

Level UP　황련해독탕에 대황을 추가한 이미지의 처방이 삼황사심탕이고, 인진오령산에 대황을 가한 이미지의 처방이 인진호탕, 계지복령환에 대황을 가한 이미지의 처방이 도핵승기탕, 치질질환의 계지복령환에 대황을 가한 이미지의 처방이 을자탕, 소시호탕에 대황을 가한 이미지의 처방이 대시호탕이다.

호흡기
소화기
순환기
비뇨기
신경계 정신
운동기 질환
부인과
이비인 후과
안과
피부과
외과노인
소아과
내종양과
열기역타

간염 **인진오령산+보중익기탕**

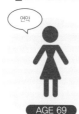

연약

AGE 69

소화기내과에 간염으로 통원 치료 중이다. 환자 본인이 한방병용을 원해 내원했다. 쉽게 피로하며 변비는 없어서 인진오령산+보중익기탕을 투여했다. 복용을 시작하자마자 뭔가 상태가 좋아지는 느낌이 든다고 했다. 일단, 본인이 상태가 좋다고 느껴 그대로 유지하기로 했다.

인진오령산

		오령산		
택사 6	창출 4.5	저령 4.5	복령 4.5	계피 2.5
황달				
인진호 4				

핵심 포인트

인진오령산은 황달에 유효한 인진호를 오령산에 추가한 것이다. 인진호탕(인진호, 산치자, 대황)과 비교하면 대황이 없다는 것이 특징이다. 또한 보중익기탕은 시호가 들어 있는 삼기제로, 소시호탕은 간염 관련 증상 금기사항이 적혀 있어 사용하기 어려우므로, 위와 같은 상황엔 보중익기탕부터 쓰면 좋다.

Level UP

인진오령산과 인진호탕을 비교하면 대황이 없는 인진오령산이 사용하기 더 편하다. 대황은 소염, 진정, 사하, 구어혈 작용 등 폭넓은 작용을 가지고 있지만, 설사 경향이면 인진오령산을 사용해야 함을 기억하자.

인진오령산의 보험병명은 구토, 두드러기, 숙취 시 메슥거림, 부종이다.

간염 인진호탕+소시호탕

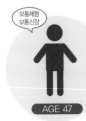

보통체형
보통신장

AGE 47

간염 치료에 한약을 병용하고 싶다며 내원했다. 변비 경향, 소시호탕 금기사항에 해당하지는 않았다. 그래서 인진호탕+소시호탕을 투여했다. 장기적으로 복용했으나 부작용은 발생하지 않았다. 본인은 한약으로도 효과를 보고 있다고 생각하고 있다. 그러면 된 것 아닐까?

인진호탕

황달	기분을 진정	대황제
인진호 4	산치자 3	대황 1

핵심 포인트

인진호탕은 황달의 성약이라 불린다. 또한 소시호탕은 장기화된 상태(소양병기)에 사용할 수 있는 한약의 왕이다. 그 두 가지를 합쳐 사용하는 것이다. 소시호탕은 과거 간염에 무분별하게 사용되어 간질성 폐렴 같은 합병증이 일어나기도 했다. 간질성 폐렴은 드물게 발생하지만, 외래에선 마른기침을 보면 항상 주의하도록 하자.

Level UP

소시호탕의 금기사항은 다음과 같다. (1)인터페론 제제를 투여하는 환자 (2)간경변, 간암 환자 (3)만성 간염에서 간기능장애로 혈소판이 10만/mm^{3}이하인 환자.

인진호탕의 보험병명은 황달, 간경변, 신증후군, 두드러기, 구내염이다. 하지만 소시호탕이 들어 있는 시령탕, 시함탕, 시박탕에는 이 금기사항이 기재되어 있지 않다.

고혈압 황련해독탕

튼튼

AGE 73

고혈압약을 받고 싶다며 내원했다. "그런 약 한방엔 없습니다!" 라고 딱 잘라 이야기해도 양약은 제대로 복용할테니 한약도 병용하고 싶다고 했다. 정석대로 황련해독탕을 처방했다. 4주 후, 얼굴의 붉은 기운이 가라앉았고, 초조함도 경감되었다. 그 후, 본인의 희망으로 장기간 복용했으나 특별한 부작용은 없었다. 그리고 혈압강하제 용량도 줄였다며 기뻐했다.

황련해독탕

'황'은 열을 식힌다

| 황금 3 | 황련 2 | 황백 1.5 | 진정 산치자 2 |

핵심 포인트

황련해독탕은 4종류의 약재로 구성된다. 산치자에는 진정, 소염 작용이 있는데, [산치자가 들어 있는 한약]으로는 인진호탕, 신이청폐탕, 청상방풍탕, 황련해독탕, 가미귀비탕, 가미소요산, 오림산, 청폐탕, 온청음, 형개연교탕, 시호청간탕, 방풍통성산, 용담사간탕이 있다.

Level UP
모던 한방의 입장은 현대 서양의학적 치료로 치료되지 않는 것에 보험적용 한방엑기스제로 대응하는 것, 보완의료로써 한약을 추가적으로 투여하는 것이다. 그렇기 때문에 양약을 절대로 끊지 않는 것이 중요하다. 하지만, 한약을 병용한 결과 양약을 감량하거나, 끊을 수 있는 상황이 자주 벌어지곤 한다.

고혈압 시호가용골모려탕

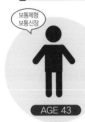

보통체형
보통신장

AGE 43

엘리트 샐러리맨으로 매일 엄청 바쁘다. 최근 비만 경향을 보이며 스트레스 때문인지 혈압이 상승하여 숙면감도 없다. 시호가용골모려탕을 매 식전 투여했다. 4주 후, 조금씩 잘 수 있게 되어 유지했다. 6개월 후 혈압이 하강했으며 꽃가루 알레르기도 편해져 계속 유지 중이다.

시호가용골모려탕

시호제		반하 4	계피 3	복령 3
시호 5	황금 2.5			
건강하게		기분을 진정		
대조 2.5	인삼 2.5	모려 2.5	용골 2.5	생강 1

핵심 포인트

상한론의 시호가용골모려탕에는 대황이 들어 있으나, 쯔무라보험 한방엑기스제에는 들어 있지 않다. 시호가용골모려탕에 대황이 있다고 생각하면, 대시호탕 다음 정도의 체력에 사용한다는 것도 쉽게 이해가 간다. 그런데 엑기스제에는 대황이 없고, 허증 경향에 사용하는 인삼이 있으므로 허실 관계없이 사용할 수 있다.

Level UP

시호가용골모려탕보다 허증 경향에는 시호계지건강탕이나 계지가용골모려탕을 사용한다. 건강이 들어 있는 시호계지건강탕에 비하면 시호가용골모려탕은 실증용이지만 사역산, 소시호탕과는 차이가 명확하지 않다. 시호가용골모려탕에 계피와 인삼 같은 허증 경향의 약재가 들어 있다는 점에 주목하자.

보험병명은 고혈압, 동맥경화증, 만성 신장병, 신경쇠약증, 신경성 심계항진증, 뇌전증, 히스테리, 소아야제증, 발기부전이다.

기립성 저혈압 **반하백출천마탕**

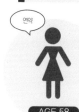

연약

AGE 58

대퇴골 수술을 하고 난 뒤 힘이 없다. 쉽게 피로하며 일어나면 어질어질하다. 외출하고 싶어도 할 수가 없다. 그래서 반하백출천마탕을 투여했다. 4주 후 피로가 조금 편해졌고 6개월을 유지하니 기립성 어지러움도 없어졌다. 맛있어서 끊지 않고 복용 중이다.

반하백출천마탕

		이수제		
진피 3	반하 3	백출 3	**복령 3**	택사 1.5
삼기제				
황기 1.5	인삼 1.5	천마 2	황백 1	건강 1
생강 0.5	맥아 2			

핵심 포인트

반하백출천마탕은 삼기제 10개 처방 중 하나이다. 과거엔 백출과 창출의 차이는 논하지 않았고, 5세기경부터 나누어 사용하기 시작하였다고 한다. 백출은 자양적 의미가 더욱 강하며, [백출이 들어 있는 한약]은 인삼양영탕, 귀비탕, 자음지보탕, 반하백출천마탕, 영강감미신하인탕, 위령탕, 이출탕, 방풍통성산이다.

Level UP

천마와 맥아가 들어 있는 한약은 반하백출천마탕뿐이다. 반하백출천마탕은 삼기제 중 어지러움용으로 기립성 저혈압에는 빈용된다. 진피와 반하, 백출, 복령, 택사 등의 이수제를 다수 함유한다. 과거에는 어지러움을 물[水]의 밸런스 이상으로 생각하여 이런 처방이 만들어졌다.

기립성 저혈압 진무탕

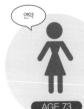

연약

AGE 73

최근 기립성 어지러움이 있어 내원했다. 고령이지만 혈압은 높지 않다. 실제로 넘어진 적은 없다. 그래서 진무탕을 투여했다. 4주 투여 후, 조금 편해졌다. 처방을 유지했다. 3개월 후에는 가벼운 어지러움은 있지만, 매우 편하다고 기뻐했다.

진무탕

이수제		작약 3	생강 1.5	강력히 따뜻하게
복령 4	창출 3			부자 0.5

핵심 포인트

진무탕은 대표적인 부자제이다. [부자가 들어 있는 한약]은 기억해 두자. 계지가출부탕, 우차신기환, 진무탕, 대방풍탕, 팔미지황환, 마황부자세신탕 등이다.

부자는 바곳의 독을 줄인 것이다. 최근 독을 줄이는 기술이 진보하여 부자 자체의 작용도 약간 약해지지 않았나 싶다. 부자는 따로 부자말로도 추가 처방할 수 있다.

Level UP

부자말을 추가하면 한약의 유효성이 배로 증가한다. 부자는 열약(熱藥)이기 때문에 신진대사가 왕성한 아이들일수록 부작용이 쉽게 발생하며, 고령자일수록 많은 용량을 안전하게 복용할 수 있다. 처음에는 하루 용량 1.5g으로 시작하여 매 식전 0.5g부터 추가하고, 4주마다 증량하는 것이 안전하다. 부작용으로는 두근거림, 혀의 저림, 설사, 식욕부진, 발한 등이 있다.

두근거림 **자감초탕**

연약

AGE 67

두근거림이 있으나 순환기내과에서 특별한 처치는 필요하지 않다고 했다. 하지만, 두근거림이 계속 신경 쓰여 뭔가 한약을 복용해 보고 싶어 내원했다. 정석대로 자감초탕을 매 식전 투여했다. 뭔가 편해지는 느낌이 든다고 하여 어느 정도 장기 복용한 후에는 증상이 있을 때만 복용하도록 지시한 뒤, 치료 종료했다.

자감초탕

자양강장			계지탕 - 작약	
지황 6	맥문동 6	**야교 2**	계피 3	대조 3
인삼 3	**마자인 3**		생강 1	**자감초 3**

핵심 포인트

계지탕은 계지, 작약, 감초, 대조, 생강 5가지 약재로 구성된다. 자감초탕에는 계지탕에서 작약을 뺀 4가지 약재가 들어 있다. 계지탕에서 작약량을 늘리면 계지가작약탕이 되어 대장에 도움이 된다. 작약을 빼면 대장에 대한 작용을 줄일 수 있는 것일까?

Level UP 자감초탕에는 자감초가 들어 있다. 상한론 처방 중 '자감초'가 아닌 '생감초'를 사용한 처방은 길경탕과 감초탕뿐이다. 그 외엔 모두 자감초를 사용한다. 또한 지황, 맥문동, 아교 등 자양강장 약재가 들어 있어 원기가 없는 분들에게 특별히 유효하다. 계피나 인삼도 허증 경향에 쓸 수 있는 약재이다.

자감초탕의 보험병명은 체력이 떨어지고, 쉽게 피로할 뿐 아니라 두근거림, 숨참이 있을 때이다.

두근거림 **시호가용골모려탕**

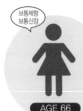

보통체형
보통신장

AGE 66

항상 스트레스로 초조, 두근거림, 뭔가 안정되지 않으며 이완기 혈압이 높고 숙면감이 없는 등, 다양한 호소를 하며 내원했다. 시호가용골모려탕을 매 식전 투여했다. 4주 후 초조함이 조금씩 좋아졌고 그 외는 변화가 없었다. 하지만 유지했다. 그러자 3개월 뒤 잘 수 있게 되었고, 6개월 후에는 두근거림도 느끼지 않게 되었으며, 꽃가루 알레르기가 가벼워졌고 방광염과 요통도 치료되었다.

시호가용골모려탕

best match				
시호 5	황금 2.5	반하 4	계피 3	**복령 3**

기분을 진정

대조 2.5	인삼 2.5	모려 2.5	**용골 2.5**	생강 1

핵심 포인트

시호가용골모려탕은 현재로썬 정체불명인 시호탕에 용골, 모려를 추가한 것이다. 용골과 모려는 기분을 진정시키는 약재이다. [용골이 들어 있는 한약]은 시호가용골모려탕과 계지가용골모려탕이다. [모려가 들어 있는 한약]은 상기 처방 외 안중산과 시호계지건강탕이 있다. 모두 두근거림을 진정시키는 효과를 기대할 수 있다.

Level UP
원전의 시호가용골모려탕에는 연단과 대황이 들어 있다. 연단은 금속중독 가능성이 있으므로 이젠 사용하지 않는다. 또한 대황은 쯔무라 보험적용 한방엑기스제에는 들어 있지 않지만, 대황을 함유한 시호가용골모려탕도 보험적용 한방엑기스제로 타사에서 판매하고 있다.

두근거림 **가미소요산**

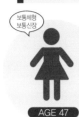

보통체형
보통신장

AGE 47

다양한 불안감을 하나하나 호소하는 부인이다. 특히 두근거림이 신경 쓰인다고 했다. 내과 정밀검사에서 이상은 없었다. 그 외에도 냉증, 저림, 생리통, 폐쇄공포증, 초조함 등을 호소하여 도대체 어디가 불편한 것인지 알 수가 없었다. 그래서 가미소요산을 4주간 투여했다. 재진 시에도 많은 호소를 했다. 하지만, 두근거림은 더 이상 호소하지 않았다.

가미소요산

시호제		구어혈제		기분을 진정
시호 3	작약 3	당귀 3	목단피 2	산치자 2
창출 3	복령 3	감초 1.5	생강 1	박하 1

핵심 포인트

소요산에 목단피와 산치자를 추가한 것이 가미소요산이다. 별명은 단치소요산이다. 가미소요산은 시호제이다. 그리고 당귀나 목단피 같은 구어혈 작용이 있는 약재가 들어 있어 구어혈제로도 작용한다. 산치자나 박하는 기분을 진정시키며 갱년기장애에 유효하다.

Level UP 가미소요산 타입의 사람은 나아지더라도 절대 '덕분에요'라고 이야기하지 않는다. 항상 증상을 찾아 불만을 연발하므로 거기에 현혹되어 모처럼 잘 듣고 있는 처방을 이리저리 변경해서는 안 된다. 조금이라도 좋아진 것이 있다면, 유지하는 것이 가장 중요하다.

가미소요산의 보험병명은 냉증, 허약체질, 월경불순, 월경곤란, 갱년기장애, 혈도증이다.

호흡기
소화기
순환기
비뇨기
신경정신계
운동기질환
부인과
이비인후과
안과
피부과
비뇨기과
소아과
내종과양
영기역타

두근거림 시박탕

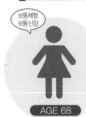

수년 째 두근거림을 겪고 있다. 순환기내과 검사에서 이상은 없었다. 두근거림을 느낄 때 항상 인후부 이상감각이 있다고 하여, 시박탕을 처방했다. 그러자 4주 후 뭔가 좋아진듯한… 그리고 6개월 후에는 거의 소실되었다. 그 후 적절히 복용하고 있다.

시박탕

시호 7	반하 5	복령 5	기를 순환	
			후박 3	소엽 2
황금 3	대조 3	인삼 3	감초 2	생강 1

핵심 포인트

시박탕은 반하후박탕과 소시호탕의 합방이다. 반하후박탕은 소반하가복령탕(반하, 생강, 복령)+후박+소엽이다. 후박과 소엽은 기의 순환을 개선시키는 약재이다. 기의 순환이 좋지 않으면 뭔가 목에 불편감을 느낀다는 경험지(經驗知)에서 나온 힌트로 활용한다. 중국에서는 '구운 고기가 인후부에 있다. (인중자련; 咽中炙臠)', 일본에서는 '매실 씨가 목에 있다. (매핵기; 梅核氣)'로 표현해왔다.

Level UP '아주 사소한 뭐라도 불편한 점이 있다면 알려주세요. 스스로 느끼신 것을 그대로 표현해 주시면 됩니다'라고 했을 때, 인중자련에 해당되는 증상을 직접 호소하는 사람들도 꽤 있다. 하지만 현대인은 그다지 그런 표현은 하지 않는다. 기관지가 좁다, 식도가 막힌 것 같다, 인후부가 이상하다 등으로 표현한다. 그런 호소를 힌트 삼아 반하후박탕이나 시박탕을 처방해간다면 과거의 지혜를 충분히 활용할 수 있다.

빈뇨 **팔미지황환**

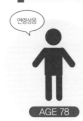

연령상응

AGE 78

밤중에 화장실에 가려고 7~8회 일어난다며 내원했다. 낮에는 그렇게까지 화장실에 가지 않는다. 요통과 저림도 호소하여 팔미지황환을 처방했다. 4주 후 화장실에 간 횟수가 5회로 줄었다. 3개월 후에는 3회로. 그 이상 개선되지는 않았지만, 훨씬 나아졌다며 좋아했다.

팔미지황환

		육미환		
지황 6	산수유 3	산약 3	택사 3	**복령 3**
목단피 2.5	기분을 진정 계피 1	강력히 따뜻하게 부자 0.5		

핵심 포인트

팔미지황환+우슬, 차전자=우차신기환
팔미지황환-(계피, 부자)=육미환
우슬과 차전자는 이뇨 효과가 있어 하지 부종이 있으면 우차신기환을 우선적으로 사용한다.

Level UP

빈뇨 같은 호소는 환자의 만족감과 의료서비스를 제공하는 측 사이의 만족도 괴리가 나타날 때가 있다. 만약 그런 상황이 발생한다면 그것은 양쪽 모두에게 불행의 시작이다. 구태여 '낫는다' 고 이야기하기보다는 '편해진다'고 이야기하는 편이 양쪽 모두에 행복하다. 야간 빈뇨를 완전히 없앨 수 있을 경우는 매우 드물기 때문이다.

팔미지황환의 보험병명은 신염, 당뇨병, 발기부전, 좌골신경통, 요통, 각기, 방광염, 전립선비대, 고혈압이다.

빈뇨 용담사간탕/오림산

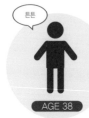

튼튼

젊은데도 빈뇨를 호소했다. '자기 전 물을 많이 마시면 누구나 자주 화장실에 갑니다'라고 설명해도 본인은 납득하질 못한다. 그래서 용담사간탕을 매 식전 투여했다. 그러자, 4주 후에는 거의 편해졌다. 그 후 적절히 복용하도록 지도 후 치료를 종료했다.

AGE 38

용담사간탕

		공통		
지황 5	당귀 5	목통 5	황금 3	차전자 3
택사 3	감초 1	산치자 1	용담 1	

오림산

		공통		
지황 3	당귀 3	목통 3	황금 3	차전자 3
택사 3	감초 3	산치자 2	복령 6	작약 2
활석 3				

비교

핵심 포인트

용담사간탕과 오림산은 비슷하다.

Level UP
용담사간탕의 용담은 입효산과 소경활혈탕에도 들어 있다. 용담은 항염증 작용과 열을 식혀주는 작용이 있다. 차전자가 들어 있는 한약은 비뇨기계 질환에 유효하다. [차전자가 들어 있는 한약]은 용담사간탕 이외에 우차신기환, 오림산, 청심연자음이 있다.
용담사간탕의 보험병명은 배뇨통, 잔뇨감, 소변혼탁, 대하이다.
오림산의 보험병명은 빈뇨, 배뇨통, 잔뇨감이다.

빈뇨 **청심연자음**

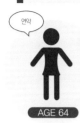

연약

AGE 64

빈뇨, 정력/기력저하, 저림, 요통, 하지통 등을 호소했다. 전형적인 우차신기환이나 팔미지황환 증상이다. 우차신기환을 처방했는데, 위가 불편해서 복용하지 못하겠다고 했다. 청심연자음으로 변경하자, 4주 후 서서히 증상이 편해졌다. 치료되었다고는 할 수 없지만, 본인은 만족했다.

청심연자음

맥문동 4	복령 4	연육 4	황금 3	비뇨기 차전자 3
삼기제 인삼 3 황기 2		지골피 2	감초 1.5	

핵심 포인트

청심연자음은 삼기제의 비뇨기질환 버전이다. 우차신기환이나 팔미지황환에는 지황이 들어 있으므로 드물게 연약한 사람은 복용하기 어렵기도 하다. 그럴 때 사용할 수 있는 것이 체력을 쭉쭉 올려주며 비뇨기질환에도 유효한 청심연자음이다.

Level UP 우차신기환이나 팔미지황환이 위(胃)에 부담이 되어 복용할 수 없을 때, 식전이 아닌 식후에 복용하도록 하는 것도 도움이 된다. 그렇게 해도 복용하지 못하면 육군자탕을 병용한다. 하지만 청심연자음은 허약한 사람도 식전에 복용할 수 있다.

청심연자음의 보험병명은 잔뇨감, 빈뇨, 배뇨통이다.

방광염 저령탕

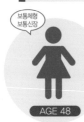

보통체형
보통신장

AGE 48

방광염이 반복되는데, 항생제를 복용하면 상태가 나빠진다며 상담차 내원했다. 방광염에 걸리지 않도록 물을 많이 마시고, 배를 따뜻하게 하며, 방광염에 걸린듯하면 저령탕을 복용하도록 지도했다. 몇 번 방광염이 생긴 듯 했지만 저령탕을 며칠 복용하면 괜찮아진다며 좋아했다.

저령탕

이수제				요로 질환
택사 3	저령 3	복령 3	아교 3	활석 3

핵심 포인트

저령탕은 오령산과 나란히 이수제로 유명하다. 모두 5가지 약재로 구성되며 택사, 저령, 복령은 공통이다. 계피와 창출이 추가되면 오령산, 아교와 활석이 추가되면 저령탕이다. 활석은 요로질환에 빈용되며, [활석이 들어 있는 한약]은 저령탕, 저령탕합사물탕, 오림산, 방풍통성산이다.

Level UP
저령탕의 보험병명은 요도염, 신장염, 신석증, 임질, 배뇨통, 혈뇨, 허리 이하의 부종, 잔뇨감, 설사이다.

오츠카 케이세츠 선생(1900~1980)은 '저령탕은 출과 계피가 없기 때문에 자극적이지 않은 완화(緩和)한 약. 오령산은 자극하면서 보듬는 약이다. 저령탕은 철저히 완화한 약이다'라고 했다. 그렇다는 것은 창출이나 계피엔 가벼운 자극 작용이 있다는 것일까?

방광염 저령탕합사물탕

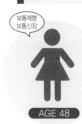

보통체형
보통신장

AGE 48

방광염이 반복된다. 비뇨의학과에서 항생제로 처방 중이며 검사에선 음성이지만 잘 치료되질 않는다. 30분 정도 참아보려고 하면 요의가 심해진다. 어떻게 90분까지는 가능한 참아볼 수 없을까하여 내원했다. 저령탕합사물탕을 6개월 투여했다. 그러자 90분은 소변을 참을 수 있게 되었다.

저령탕합사물탕

사물탕				
지황 3	작약 3	천궁 3	당귀 3	택사 3
저령 3	복령 3	아교 3	활석 3	

핵심 포인트

저령탕합사물탕은 저령탕+사물탕의 합방이다. 사물탕은 혈허를 치료하는 한약 중 기본 처방으로 알려져 있는데, [사물탕이 들어 있는 한약]은 궁귀교애탕, 칠물강하탕, 십전대보탕, 소경활혈탕, 대방풍탕이 있다.
또한 사물탕+황련해독탕은 온청음이며, [온청음이 들어 있는 한약]은 형개연교탕과 시호청간탕이다.

Level UP
사물탕은 여성의 묘약으로도 알려져 있는데 혈허를 치료한다. 혈허란, 빈혈이라는 개념이 없던 시대의 빈혈 유사 증상이나 영양불량 상태를 표현한다. 빈혈 유사 증상이면서 사물탕이 유효한 상태를 우선 혈허로 이해해두자.

저령탕합사물탕의 보험병명은 배뇨곤란, 배뇨통, 잔뇨감, 빈뇨이다.

요관결석 **작약감초탕+저령탕**

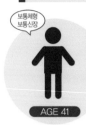

보통체형
보통신장

AGE 41

요관결석 발작이 때때로 일어난다. 양약으로 대처하곤 있지만 발작 시에 대비해 한약도 복용하고 싶다. 통증이 심할 때는 우선 작약감초탕을 복용하고, 그 후에는 작약감초탕+저령탕을 매일 복용하도록 지도했다. 재진 시, 양약과 병용하며 지금까지 발작 없이 편했다고 했다.

작약감초탕

주의
감초6   작약6

핵심 포인트

작약감초탕은 구성 약물이 2가지인 간단한 처방이다. 따라서 즉효성이 있지만 막연히 쭉 사용하면 효과가 나지 않을 수 있다. 근육의 경련 유사 통증에 작약감초탕이 특효를 보이는 경우가 있다. 그리고 요관결석(尿管結石)으로 아직 통증이 남았다면 저령탕을 합방하여 사용한다. 수일간 지속되면 하루 몇 번을 복용해도 괜찮다. 막연한 장기 투여는 가성알도스테론증을 유발할 위험도 있다.

Level UP 　 작약감초탕은 요관결석 외에 장딴지 쥐, 위통, 생리통, 요부염좌, 야제, 설사 등에도 유효하다. 달고 맛있으므로 밑져야 본전이라는 생각으로 그때그때 복용하길 바란다. 만약 유효하다면 애용약으로 삼아도 좋다.

작약감초탕의 보험병명은 급격히 일어나는 근육 경련을 동반한 통증, 근육통/관절통, 위통, 복통이다.

82

발기부전 우차신기환

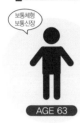

보통체형
보통신장

AGE 63

전형적인 노인의 증상을 호소하며 내원했다. 기력이 없다. 하지와 허리가 아프고 저리다. 밤에 화장실에 자주 간다 등을 호소했다. 우차신기환을 투여했다. 수개월 후 다양한 증상이 좋아졌다. 그리고 "선생님, 그 약. 거기에도 좋은 건가요?"라고 물었다. 부부관계가 좋아졌다며 놀랐다고 했다.

우차신기환

자양강장		팔미지황환		
지황 5	산수유 3	산약 3	택사 3	**복령 3**
			비뇨기	
목단피 3	계피 1	부자 1	우슬 3	차전자 3

핵심 포인트

지황이 들어 있는 한약에는 자양강장 작용이 있다. 지황을 전병 모양으로 만든 것을 유곽 앞에서 팔곤 하는데, 그것이 가나자와에서는 마을 이름이 되기도 했다. 지오우센마치(지황전거리; 地黃煎町)로 쇼와시대가 될 때까지도 존재했던 마을 이름이다. 그래서 우차신기환으로 발기부전이 나아지는 것은 어쩌면 당연하다.

Level UP 발기부전을 고쳐달라고 하는 사람들에게 한약은 대개 효과를 보이지 못한다. 비아그라를 시도해 봐도 효과가 없는데, 좀 더 효과를 보고 싶어서 한약을 처방받길 희망하는 사람들이 많다. 하지만 그 정도로 효과가 있는 것은 아니다. 뭔가 계속 건강해지다 보면 저절로 그런 효과가 나타나는 것이 한방의 매력으로, 단 한 번의 복용으로 단숨에 발기부전이 나아지게 하는 건 좀 무리다.

발기부전 시호가용골모려탕

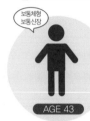

보통체형
보통신장

AGE 43

일에 대한 스트레스로 피로하여 발기부전이 생겼다며 내원했다. 그 외에 다양한 불편감이 있어 보이는데 제대로 표현하지 못했다. 그래서 시호가용골모려탕을 매 식전 복용하도록 했다. 그리고 최대한 긴장을 풀도록 했다. 재진 시, 뭔가 건강해졌다고, 그 후 좀 더 건강해졌다고…

시호가용골모려탕

		기분을 진정시킴		
시호 5	계피 3	**복령 3**	모려 2.5	**용골 2.5**
반하 4	황금 2.5	대조 2.5	인삼 2.5	생강 1

핵심 포인트

시호가용골모려탕은 신기한 약이다. 구성 약물수를 보면, 대시호탕이 8, 시호가용골모려탕이 10, 사역산이 4, 소시호탕이 7, 시호계지탕이 9, 시호계지건강탕이 7로 10개인 시호가용골모려탕이 구성 약물수가 가장 많다.

Level UP

한약은 폭넓게 다양한 질환을 치료할 수 있다. 한약 사용에 익숙해지면 적은 수의 한약으로 많은 증상에 대응할 수 있다. 별도로 조금 더 이야기하면, 사람에 따라서 빈용 한약이 조금씩 다르기도 하다. 오츠카 케이세츠 선생의 4대 처방은 팔미지황환, 대시호탕, 반하사심탕, 시호계지탕이었다.

발기부전 **계지가용골모려탕**

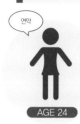

연약

AGE 24

딱 봐도 연약한 청년. 발기부전 때문에 내원했다. 계지가용골모려탕을 투여했다. 기분은 안정될 것이나, 들을지 안들을지 불명확하다고 찬찬히 복용해 보도록 했다. 그 후, 뭔가 좋은 느낌이 든다고 했다. 객관적으로 비교해 본 것은 아니어서 잘 알 순 없다.

계지가용골모려탕

계지탕				
계피 4	작약 4	대조 4	**감초 2**	생강 1.5
기를 진정시킴				
모려 3	용골 3			

핵심 포인트

계지탕이 들어 있는 한약은 갈근탕, 갈근탕가천궁신이, 계지가작약탕, 계지가작약대황탕, 계지가출부탕, 계지가용골모려탕, 시호계지탕, 오적산, 당귀사역가오수유생강탕, 소건중탕, 황기건중탕, 당귀건중탕이다.

Level UP 계지가용골모려탕이 허약한 사람의 발기부전에 유효한 것은 유명하나, 좀처럼 특효례를 만나기는 어렵다. 실증(實證) 발기부전에 비하면 치료는 어렵다. 그리고 발기부전 자체가 아날로그적인 호소로 좋아졌다는 느낌이 전적으로 환자 본인에 달렸다보니 더더욱 어렵다. 하지만 환자 본인이 만족한다면 어느 정도 그만한 의의는 있다.

계지가용골모려탕의 보험병명은 소아야뇨증, 신경쇠약, 성적 신경쇠약, 유정, 음위이다.

수면장애 **가미귀비탕/귀비탕**

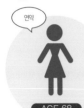

연약

AGE 68

수면제를 끊고 싶다며 내원했다. 왠지 모르게 피로한데도 잠은 잘 수 없다. 그래서 가미귀비탕을 매 식전과 수면 전에 복용시켰다. 수면제는 매일 복용하지 않도록 했다. 4주 후, 숙면감이 늘고 수면제를 복용하지 않더라도 잘 수 있는 날이 늘었다고 하여 유지했다. 너무 힘든 날에만 수면제를 사용하도록 했다.

가미귀비탕

	귀비탕			
황기 3	**산조인 3**	창출 3	인삼 3	**복령 3**
용안육 3	원지 2	대조 2	당귀 2	**감초 1**
			기분을 진정	
생강 1	목향 1	시호 3	산치자 2	

핵심 포인트

가미귀비탕은 귀비탕에 시호와 산치자를 추가한 것이다. 귀비탕에는 백출, 가미귀비탕에는 창출을 사용한 것이 미묘하게 다르다. 시호는 조금 실증 경향에 쓰는 약이므로 가미귀비탕이 귀비탕보다 약간 실증 경향에 사용된다. 백출에는 보하는 작용이 있어, 귀비탕에 창출(이수) 아닌 백출이 사용된 것도 이러한 맥락에서 이해하면 쉽다. [산조인이 들어 있는 한약]은 가미귀비탕, 귀비탕, 산조인탕이다.

Level UP   양약 수면제 장기 투여로 인한 의존성 관련 기사가 늘어나다보니 수면제를 끊고 싶다는 환자들이 늘고 있다. 확실히 수면제는 되도록 피하는 것이 좋다. 적어도 타성에 젖어 연일 복용하는 것을 피하기만 해도 충분하다. 그럴 때 한약이 제 역할을 한다. 한약에는 의존 증상도 이탈 증상도 없다. 마음 편히 시도해 볼 수 있는 안전한 약이다.

수면장애 **억간산**

호흡기
소화기
순환기
비뇨기
신경계
정신
운동기
질환
부인과
이비
후과인
안과
피부과
의학인
노
소아과
내종양
과
명역
기타

보통체형
보통신장

AGE 54

밤중에 머리가 또렷해지면서 잘 수 없다. 힘들진 않은데 웬만하면 좀 진정하여 자고 싶다고 했다. 억간산을 수면 전 30분에 복용하도록 했다. 복용하자 뭔가 기분이 진정되는 것 같으면서 쭉 잘 수 있었다. 그래서 적절히 사용하도록 이야기하고 치료를 종료했다.

억간산

이수제		구어혈제		진정
창출 4	복령 4	천궁 3	당귀 3	조구등 3

시호제
시호 2   감초 1.5

핵심 포인트

억간산은 **치매 예방에 유효할** 것으로 기대되는 한약이다. 창출, 복령 같은 이수 효과를 가진 약재, 당귀, 천궁 같은 구어혈 효과의 약재 그리고 항염증 효과가 있는 시호, 가장 중요한 조구등으로 구성된다. [조구등이 들어 있는 한약]으로는 억간산, 억간산가반하진피, 조등산, 칠물강하탕이 있다.

Level UP   억간산의 작용 기전은 밝혀져 가고 있다. 한약을 좋아하고 과학자인 나 자신은 그런 과학의 진보를 대환영한다. 하지만 어느 한 가지 메커니즘이 전부라고 생각하면 한방의 매력에서 너무 멀어져 버린다. 한 가지 물질이 유효한 것이라면 그것을 함유한 약재만 복용해도 충분할 것이다. 한방의 매력은 약재의 합산이라는 점이 무엇보다 중요하다.

억간산의 보험병명은 신경증, 불면증, 소아야제, 소아감증(疳症)이다.

수면장애 황련해독탕/삼황사심탕

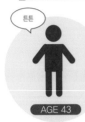

튼튼

AGE 43

좀 자고 싶다며 찾아왔다. 뭔가 머리에 피가 솟아오르는 듯한 느낌이 들면서 잠을 자지 못한다. 뭔가 펌프질해 올라오는 듯한 느낌이 들면서 눈이 떠지면 다시 잠을 잘 수 없다고 한다. 그때그때 황련해독탕을 복용하도록 했다. 자기 전과 중간에 깼을 때 복용해도 된다고 처방했다. 재진 시, 복용하자 잠을 잘 잤다며 기뻐했다. 비슷한 증례에 삼황사심탕도 유효하다.

삼황사심탕

'황'은 식힌다

황금 3 황련 3 대황 3

핵심 포인트

황련해독탕에 대황을 추가한 이미지의 한약이 삼황사심탕이다. 삼황사심탕은 황금, 황련, 대황 3가지 약재로 구성된다. 황련해독탕은 대황 대신 산치자와 황백이 들어가며 약한 사하 작용이 있는 것으로 여겨진다. 삼황사심탕에도 산치자와 황백이 필요했다면 추가해 두었을 텐데, 과감히 추가되어 있지 않다. 대황의 대단함을 체감할 수 있는 황련해독탕과 삼황사심탕의 비교라고 생각한다.

Level UP

기분을 진정시키는 약재로 구성된 황련해독탕은 매우 쓰지만 복용할 수만 있다면 잘 듣는다. 너무 써서 못 먹겠다고 하는 환자에게는 무효하다. 맛도 꽤 중요하다. 산치자나 계피가 들어 있는 한약은 기분을 진정시키며 그런 상태를 기역(氣逆)이라고 표현한다.

수면장애 **시호계지건강탕**

호흡기
소화기
순환기
비뇨기
신경계 정신
운동기 혈환
부인과
이비인 후과
안과
피부과
의노 학인
소아과
내종 과암
영기 억타

연약

AGE 43

집안일로 스트레스가 많다고 한다. 그리고 혈압이 올랐으며 갱년기장애 유사 증상이 생겼고, 그 결과 불면이 생겼다. 아무래도 우울 상태 같으며, 어쨌든 자고 싶다고 했다. 시호계지건강탕을 처방했는데, 4주 후 뭔가 좋은 느낌이라고 했다. 그 후 1년간 복용하며 혈압강하제나 안정제가 모두 필요 없게 되었다.

시호계지건강탕

기분을 진정시킴

| 시호 6 | 계피 3 | 모려 3 | 황금 3 | 괄루근 3 |

강력히 따뜻하게 함

| 건강 2 | 감초 2 |

핵심 포인트

시호와 황금을 포함한 전형적 시호제이다. 건강이 들어 있다는 것이 특징이다. 냉증 성향의 시호제라고 이해하면 처방 선택 시 유용하다. 건강이 들어 있으므로 시호가용골모려탕의 허증 버전이라고 설명할 수 있겠다. 다만 쯔무라 시호가용골모려탕 엑기스제에는 대황이 없어 시호가용골모려탕을 실증 경향이라고도 할 수 없다. 건강과 모려를 함유한 시호제라고 이해해두면 좋겠다.

Level UP 시호제를 실증용부터 허증용 순으로 나열하자면, 대시호탕, 시호가용골모려탕, 사역산, 소시호탕, 시호계지탕, 시호계지건강탕 순이다. 시호계지건강탕은 가장 허증용이며 시호와 황금을 함유한 전형적인 시호제로 분류된다. 보험병명은 갱년기장애, 혈도증, 신경증, 불면증이다.

편두통 오수유탕

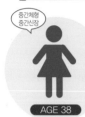

중간체형
중간신장

AGE 38

편두통으로 트립탄을 복용 중이다. 두통 예방에는 유효하지만, 발작 빈도를 줄이고 싶다며 내원했다. 오수유탕을 매 식전 복용하도록 지도했다. 4주 후 맛을 물어보자, '전혀 맛없지 않던데요. 효과는 아직 잘 모르겠습니다'라고 했다. 그래서 그대로 유지했다. 1년 후 발작 빈도가 명확히 줄었다며 기뻐했다.

오수유탕

대조 4	진통 오수유 3	인삼 2	생강 1.5

핵심 포인트

오수유탕은 오수유, 인삼, 대조, 생강으로 구성된다. 오수유 이외 3가지 약재가 들어 있는 한약으론 소시호탕이 유명하다. 그 외로 가미귀비탕, 귀비탕, 사군자탕, 보중익기탕 등도 인삼, 대조, 생강이 들어 있으나, 오수유탕이 편두통에는 단연코 유효하다. 그렇다는 것은 오수유가 중요하다는 것이다. [오수유가 들어 있는 한약]은 오수유탕 외에 당귀사역가오수유생강탕, 온경탕이다.

Level UP

트립탄을 복용 중인 환자에게 오수유탕을 추천한다. 5명 중 1명은 트립탄이 거의 필요 없게 된다. 5명 중 3명에서는 트립탄 사용 빈도가 줄어든다. 남은 5명 중 1명은 무효하다. 대략 그 정도의 통계이다. 오수유탕은 매우 쓰기 때문에 지속할지 여부는 유효성보다 맛을 토대로 결정한다. 맛있다고 하는 사람에게는 유효하다.

오수유탕의 보험병명은 습관성 편두통, 습관성 두통, 구토, 각기, 충심, 편두통이 아닌 한쪽 머리의 두통이다.

편두통 오령산

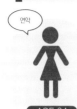

연약

AGE 34

편두통으로 트립탄 사용 중이다. 그래서 오수유탕을 시도해 봤는데 맛이 너무 없어 참고 복용해 봤지만, 4주가 지나도 전혀 효과가 없다고 했다. 그래서 오령산을 시도해 보기로 했다. 두통이 생길 것 같을 때 오령산을 복용하면 발작이 일어나지 않는다며 기뻐했다.

오령산

이수제				가벼운 진통
택사 4	창출 3	저령 3	복령 3	계피 1.5

핵심 포인트

오령산은 라식스와 비교하여 설명되곤 한다. 이뇨제인 라식스와 다른 점은 탈수 상태일 때는 이뇨 효과를 보이지 않는다는 것이다. 물의 적정량을 보존한다고 생각하면 이해가 쉽다. 이것도 한약이 약재의 합산이기 때문에 가능한 효과이다.

Level UP
편두통은 동맥의 확장으로 두통을 일으키는 것으로 알려져 있다. 스트레스가 있는 상태보다 휴일 같이 스트레스에서 해방된 날 잘 생긴다. 그리고 혈관을 수축시키는 카페인 같은 물질은 편두통 예방에 효과를 보인다. 그렇게 생각해보면 오령산으로 이뇨를 유도하면 편두통 발작을 피하거나 가볍게 할 수 있다는 것도 이해는 된다.

두통 갈근탕

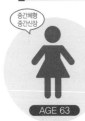

중간체형
중간신장

AGE 63

두통이 있는데 한약으로 뭔가 효과를 볼 수 없을까 하여 상담차 내원했다. 정석대로 갈근탕을 그때그때 복용하도록 했다. 양약과 비슷하게 갈근탕도 유효해서 애용하게 되었다며 기뻐했다. 두통이 있을 때만 그때그때 복용하는 것이라면 특별한 고려사항은 없다고 이야기해 주고 치료를 종료했다.

갈근탕

		계지탕		
대조 3	**감초 2**	계피 2	작약 2	생강 2

진통	
갈근 4	마황 3

핵심 포인트

아스피린처럼 NSAIDs가 발견되기 전에는, 통증이라면 마황 함유 한약으로 대처해왔다. 마황이 들어 있으면 아무래도 진통 효과를 기대해볼 수 있다. 갈근탕은 계지탕+갈근, 마황으로 당연히 진통 효과도 있다. 계피나 계지탕만으로도 두통 경감 효과는 있다. 인삼탕+계피=계지인삼탕이 두통에 유효하다는 것도 이런 측면에서는 이해가 된다.

Level UP 그때그때 복용하는 것이라면 NSAIDs도 나쁘진 않다. 일단 효과가 나는 것이 좋은 것이니 두통에 맞는 한약에만 집착하지 말고 일단 편하게 해주는 약을 선택하면 된다. 한약과 NSAIDs를 동시에 처방해서 환자분에게 효과를 확실하게 해주면 더 간단하겠다.

갈근탕의 보험병명은 감기, 코감기, 열성질환의 초기, 염증성 질환(결막염, 각막염, 중이염, 편도선염, 유선염, 림프염), 어깨 결림, 상반신 신경통, 두드러기이다.

호흡기
소화기
순환기
비뇨기
신경계 정신
질환 운동기
부인과
후과 이비인
안과
피부과
의노인학
소아과
내종양과
영력 기타

고령자 두통 조등산

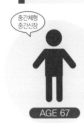

중간체형
중간신장

AGE 67

이른 아침 두통, 고령자 두통은 조등산이 정석으로 4주간 조등산을 처방했다. 재진 시 어찌되었든 두통이 편해졌다며 기뻐했다. 추후 정기 복용은 불필요하며 적절히 복용하는 것이 좋겠다고 설명했으나, 매 삼시세끼 확실히 복용하길 희망하여 반년 간 유지하였다. 그 후 적절히 임의복용 하도록 하였다.

조등산

강력히 식힘	진통·진정		기분을 진정	
석고 5	조구등 3	진피 3	맥문동 3	반하 3
복령 3	국화 2	인삼 2	방풍 2	감초 1
생강 1				

핵심 포인트

이름의 유래가 되는 조구등이 가장 중요한 약재이다. 그리고 식히는 효능이 있는 약재인 석고가 들어 있으므로 주의해야 한다. 냉증을 호소하는 사람에게 사용하면 두통도 치료되지 않고, 냉증도 악화될 수 있으므로 신중히 투여해야 한다.

Level UP

만성 증상이 호전되면 어떻게 해야 할까? 오츠카 케이세츠 선생은 좋아지고 나서도 3개월은 치료를 지속하라고 했다. 나는 바로 끊어도 좋고, 쭉 이어 복용해도 좋다고 생각한다. 바로 끊어도 악화되면, 다시 복용하면 좋아질 것이기 때문이다. 그다지 어렵게 생각하지 않아도 된다. 하지만 원칙은 알아두는 것도 중요하다. 만성 질환은 좋아지고 나서도 추가로 3개월 복용을 하도록 하는 것이 원칙이다.

조등산의 보험병명은 만성적으로 이어지는 두통이며 중년 이후 또는 고혈압 경향이 있는 경우이다. 아무래도 범위가 좁아 활용도가 떨어진다.

소아 두통 오령산

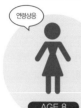

연령상응

AGE 8

갑자기 두통이 발생하여 내원했다. 소아의 호소에는 소건중탕이나 오령산으로 처방하는데, 오령산을 1포 복용시키자 두통은 호전되었다. 그 후에도 재발하지 않았다.

오령산

	이수제			가벼운 두통
택사 4	창출 3	저령 3	복령 3	계피 1.5

핵심 포인트

기혈수 개념은 다양하다. 무리하게 처음부터 이해하려 할 필요는 없다. 기와 수에 대해선 다양한 약재가 있는데, 혈에 관한 약재는 비교적 적다. 혈허와 어혈에 관련된 약재가 혈에 관한 약재라고 생각하면 된다. 지황, 천궁, 도인, 목단피, 홍화, 대황, 당귀, 작약 등이다. 그럼 오령산에는 혈에 관한 약재가 함유되어 있지 않다는 것도 알 수 있을 것이다. 혈허나 어혈과는 전혀 관련이 없는 약이란 것이다.

Level UP

아이의 호소에는 오령산과 소건중탕이라고 기억하자! 발열 시에 마황탕을 쓰면 좋겠지만, 없으면 오령산도 유효하다.

소건중탕은 허약아에게 쓴다. 건강한 아이더라도 허약아 같은 호소를 하고, 배가 아프거나, 학교에 가고 싶지 않다, 식욕이 없다 등을 호소하면 소건중탕을 사용한다. 그 외의 호소에는 모두 오령산이다. 두통, 구역, 설사, 멀미, 더위 탐, 어지러움 등에 모두 쓴다.

생리 시 두통 **당귀작약산**

호흡기
소화기
순환기
바노기
신경계 / 정신
운동기 / 질환
부인과
이비인 / 후
안과
피부과
의노인학
소아과
내종과암
영기역타

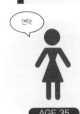

연약

AGE 35

아나운서다. 생리 시 두통, 생리통에 진통제를 써도 그다지 효과가 없다. 한약 복용을 희망하여 내원했다. 당귀작약산을 처방했다. 통증이 있을 때마다 복용하도록 하고, 효과가 없으면 생리 전후에는 매 식전에 복용하도록 했다. 재진 시, 적절히 복용해 보니 두통은 나았다고 했다. 조금 놀랐다고도 했다.

당귀작약산

이수		
창출 4	택사 4	복령 4
구어혈제		
작약 4	천궁 3	당귀 3

핵심 포인트

당귀작약산은 사물탕(당귀, 작약, 천궁, 지황)에서 지황을 뺀 것과 사령탕(창출, 택사, 복령, 저령)에서 저령을 뺀 것을 합친 처방이다.
사물탕에서 지황을 빼면 구어혈 효과가 강조된다. 따라서 구어혈제와 이수제의 효과를 가진 약이 당귀작약산이라고 이해하면 되겠다.

Level UP 당귀작약산의 보험병명은 빈혈, 권태감, 갱년기장애(두중, 두통, 어지러움, 어깨 결림 등), 월경불순, 월경곤란, 불임, 두근거림, 만성 신염, 임신 중 모든 증상(부종, 습관성 유산, 복통), 각기, 반신불수, 심장판막증이다. 그중 마지막 3가지는 정말로 낫는 것일까?

95

삼차신경통 **오령산**

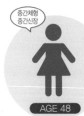

중간체형
중간신장

AGE 48

안면통증을 호소했다. 신경과에서 삼차신경통으로 진단받았으나, 양약으로 호전되지 않아 내원했다. 정석대로 오령산을 투여했다. 오령산을 여러 차례에 걸쳐 하루 총 6포 복용하도록 했다. 그러자 통증이 편해졌다.

오령산

	이수제			가벼운 두통
택사 4	창출 3	저령 3	복령 3	계피 1.5

핵심 포인트

오령산 구성 약물인 택사가 들어 있는 한약은 14개, 창출은 34개, 저령은 6개, 복령은 46개, 계피는 39개 처방에 들어 있다. 저령 빼고는 모두 많이 사용되는 약재이다. 저령이 들어 있는 대표적인 한약인 저령탕이 아닌 오령산이 통증에 유효하다는 것은 약재의 합산의 결과 오령산은 통증에 유효한 측면이 분명히 있음을 보여주는 듯하다. 약재 구성을 통해 이렇게 한약의 특성을 살펴보면 참 재밌다.

Level UP 오령산에는 마황이나 대황이 들어 있지 않다. 투여량에 주의를 기울여야 할 약재도 들어 있지 않다. 그런데 오령산을 조금씩 여러 차례 투여하니 삼차신경통에 유효했다. 이틀분을 하루에 투여한다는 느낌으로 처방했던 경험이다.

늑간신경통 당귀탕

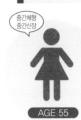

호흡기
소화기
순환기
비뇨기
신경계 정신
질환 문동기
부인과
후과 이비인
안과
피부과
의노과화인
소이과
내종과양
기타역

중간체형
중간신장

AGE 55

다른 병원 신경과나 통증클리닉에서 낫지 않았던 늑간신경통으로 내원했다. 정석대로 당귀탕을 매 식전 투여했다. 4주 후 상당히 편해졌다. 지금까지의 치료에 비해 완전히 유효함을 실감했다고 한다.

당귀탕

| 당귀 5 | 반하 5 | 계피 3 | 후박 3 | 작약 3 |

삼기제

| 인삼 3 | 황기 1.5 |

주목

| 건강 1.5 | 산초 1.5 |

감초 1

핵심 포인트

당귀탕은 산초와 건강이 들어 있는 삼기제이다. 산초와 건강, 인삼이 들어 있는데, 이는 대건중탕에서 교이를 뺀 구성이다. 곧 삼기제이면서 대건중탕을 거의 포함한 이미지이다. 당귀탕은 사용 빈도는 떨어지나, 서양의학적으로 문제가 없거나 서양의학으로는 치료되지 않는 흉통에 유효하다.

Level UP 늑간신경통에는 인삼탕(인삼, 건강, 창출, 감초)도 유효하다. 그러면 인삼과 건강이 중요한 것일까? 오츠카 케이세츠 선생은 늑간신경통에는 인삼탕을 많이 사용했지만, 말년엔 당귀탕을 사용했다. 어느 쪽이 더 유효한 가보다는 한 처방이 효과가 없을 땐, 다음 처방을 시도해 보자는 스탠스로 접근하자. 보험병명은 등의 한랭감, 복부팽만감이나 복통이 있는 경우이다.

당뇨병성 신경장애 우차신기환

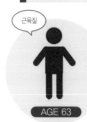

근육질

튼튼한 타입이지만 당뇨병성 신병증으로 주 3회 투석을 하고 있다. 하지 말초신경장애로 다리가 저려 정말 힘들다. 우차신기환을 매 식전 4주간 투여해도 무효했다. 우차신기환+부자를 4.5g으로 처방하자 저림이 거짓말처럼 호전되었다.

AGE 63

우차신기환

지황 5	우슬 3	산수유 3	산약 3	차전자 3
택사 3	복령 3	목단피 3	계피 1	주목 부자 1

핵심 포인트

부자가 들어 있는 한약은 부자의 양을 늘리지 않으면 본래의 효과를 낼 수 없다. 또한 부자가 들어 있지 않은 한약도 냉증인 사람이나 고령자에서는 부자를 추가하면 효과가 늘어난다. 부자는 어느 정도 용량에서부터 갑자기 유효해지기도 한다. 일정 기간을 두고, 쭉쭉 증량시켜 가면 안전하다. 사용에 익숙해지면, 처음부터 부자의 적정 용량을 예측할 수 있게 된다.

Level UP

팔미지황환에 우슬과 차전자를 추가한 것이 우차신기환이지만, 미묘하게 다르다. 팔미지황환은 지황이 6g이며 부자가 0.5g이다. 우차신기환은 지황이 5g이며 부자가 1g이다. 부자량이 우차신기환 쪽이 더 많으므로 둘 다 사용할 수 있는 상황이라면 우선 우차신기환을 사용한다.

치매 억간산

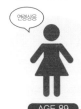

연령상응

AGE 89

수년 전부터 치매가 진행하여 괜찮은 날도 있지만, 전혀 남의 말을 이해하지 못하는 날도 있다. 하지와 허리는 건강해서 컨디션이 좋은 날은 치매노인처럼 보이지 않는다. 상태가 나쁠 때는 가족 구분도 못하고 뜻에 반하는 명령에는 폭력적인 답을 한다. 억간산을 투여한지 수개월 후 치매의 정도는 변화가 없었지만, 폭력성은 거의 없어졌다. 가족들은 간호하기 편해졌다며 기뻐했다.

억간산

창출 4	복령 4	천궁 3	진정 조구등 3	시호 2
당귀 3	감초 1.5			

핵심 포인트

억간산과 가미소요산은 꽤 유사하다. 시호, 당귀, 감초, 복령, 창출 5가지 약재에 조구등과 천궁이 추가된 것이 억간산이며, 산치자, 박하, 목단피, 작약, 생강을 추가한 것이 가미소요산이다. 억간산은 치매, 가미소요산은 갱년기장애에 주로 쓰인다. 모두 마음의 문제가 연결되어 있다는 점에선 비슷하기도 하다.

Level UP

억간산가진피반하는 억간산을 쓸 수 있는 사람보다 허약한 사람에게 사용한다. 반면 육군자탕에서 진피와 반하를 뺀 한약이 사군자탕인데, 이 사군자탕은 육군자탕을 쓸 수 있는 사람보다 허약한 사람에게 사용한다. 억간산은 진피, 반하를 넣어서 허증 경향, 육군자탕은 진피, 반하를 뺌으로써 허증용이 된다. 좀 재밌지 않나?

악몽 계지가용골모려탕

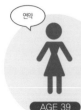

연악

악몽을 꾼다며 내원했다. 그다지 꿈 내용에 빠져드는 것은 아니지만, 악몽을 자주 꿔 매우 힘들다고 했다. 당연히 숙면을 못 취한다. 정석대로 계지가용골모려탕을 투여했다. 그러자 악몽은 거의 없어졌고, 꿈을 꾸더라도 즐거운 꿈을 꾸게 되었다.

AGE 39

계지가용골모려탕

		계지탕		
계지 4	작약 4	대조 4	**감초 2**	생강 1.5

기분을 진정	
용골 3	모려 3

핵심 포인트

계지가용골모려탕은 계지탕+용골, 모려이다. 용골은 거대 포유류의 화석, 모려는 굴 껍질이다. 계지탕에 그런 광물 약재를 추가하니 악몽에 유효해진 것이다. 계지탕만으로도 유효할지 모른다. 기분이 진정되기 때문이다. 추후 다른 환자들에게도 계지탕과 계지가용골모려탕이 차이가 있는지 관찰해 보면 좋겠다.

Level UP

한방 증례 보고는 재밌다. 모두 거짓말처럼 다양한 처방을 사용하다가 겨우 찾아낸 아주 유효한 한약을 처음부터 처방한 명의처럼 쓸 수도 있다. 유효했던 한약의 기준에 따라 복진이나 맥진 소견을 나중에 적을 수도 있다. 하지만 일단은 믿는 수밖에 없다. 그리고 스스로 해본 경험은 진실이다. 스스로 확인해 가는 것이 무엇보다 즐겁다. 그리고 환자에게 감사의 인사를 듣는 것도 정말 행복한 시간이다.

우울증 보중익기탕

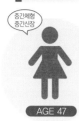

중간체형
중간신장

AGE 47

다른 병원에서 우울증으로 진단을 받고, 향(向)정신병약을 복용하며 치료 중이다. 우울증은 개선되지 않고, 최근 피로해서 힘들다고 했다. 보중익기탕을 매 식전 투여했다. 4주 후 뭔가 조금 상태가 좋다고 했다. 3개월 후에는 뭔가 해볼 기운이 생겼고, 6개월 후에는 항(抗)우울제 감량에 성공했다.

보중익기탕

삼기제				
황기 4	인삼 4	창출 4	당귀 3	시호 2
대조 2	진피 2	**감초 1.5**	승마 1	생강 0.5

핵심 포인트

보중익기탕은 가미귀비탕처럼 원지, 목향, 산조인 등 특별한 약재가 들어 있지 않다. 승마를 빼면 정말 흔한 약재들의 합산인 것이 바로 보중익기탕이다. 보중익기탕은 삼기제의 왕이라고도 하며 체력과 기력을 올려주는 기본 처방이다.

Level UP
우울증인 사람, 우울증 경향인 사람이 뭔가 해볼 기운이 나지 않는다고 호소하는 것은 당연하다. 피곤하다, 졸립다, 식욕이 없다고도 한다. 그런 증상들을 보중익기탕으로 폭넓게 커버할 수 있다. 보중익기탕을 지속적으로 사용해 보면, 그 효과를 실감할 것이다.

보중익기탕의 보험병명은 여름탐, 병후 체력증강, 결핵, 식욕부진, 위하수, 감기, 치질, 탈항, 자궁하수, 음위, 반신불수, 다한증이다.

우울증 향소산

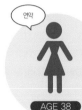

연약

산후 스트레스로 몸 상태가 좋지 않다. 심료내과에서 진료 받아보니 가벼운 우울증이라고 했다. 양약 복용은 하고 싶지 않아서 한방치료를 희망하여 내원했다. 향소산을 4주간 처방했다. 4주 후 몸 상태가 좋아졌다. 그래서 4개월 더 지속했다. 환경 변화에도 익숙해져 꽤 진정되었다.

AGE 38

향소산

기 순환

향부자 4	소엽 2	진피 2	감초 1.5	생강 1

핵심 포인트

[향부자가 들어 있는 한약]은 향소산, 자음지보탕, 천궁다조산, 죽여온담탕, 이출탕, 여신산이다. [소엽이 들어 있는 한약]은 향소산, 시박탕, 반하후박탕, 복령음합반하후박탕, 신비탕, 삼소음이다.

Level UP

가벼운 우울증이나 우울증 유사 상황에 향소산은 매우 좋다. 향부자, 소엽이라는 기 순환을 좋게 하는 약재와 진피, 감초, 생강이 구성 약물로 그다지 거창한 약재가 들어 있지는 않다. 그래도 꽤 잘 듣는다.

향소산의 보험병명은 위장허약하며 신경질적인 사람의 감기 초기뿐이다. 그렇다보니 이렇게 좋은 향소산이지만 다양한 증상에 손쉽게 사용하기가 어렵다. 왜 만성 병명도 한 가지 정도는 들어 있지 않을 것일까? 이렇게 생각해 보지만 이미 늦어버렸다.

호흡기
소화기
순환기
비뇨기
신경계 정신
운동기 질환
부인과
이비인후과
안과
피부과
의학인
소아과
내종과양
영기액타

우울증 육군자탕

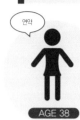

연약

AGE 38

매우 발랄하고 좋은 인상인데 업무 스트레스로 갑자기 우울증에 걸렸다. 양약 복용을 하니 잠은 잘 수 있게 되었고, 조금 편해졌지만 식욕이 없다고 한다. 육군자탕을 복용하자, 4주 후 식욕이 늘어나고 기운이 났다. 확실히 한약 덕에 좋아졌다며 기뻐했다.

육군자탕

사군자탕의 주요 약물

창출 4	인삼 4	복령 4	감초 1	대조 2

이진탕의 주요 약물

반하 4	진피 2	생강 0.5

핵심 포인트

육군자탕은 기력을 보충하는 한약으로 이른바 기허의 특효약이다. 기허는 현대에 와선 우울증도 포괄하는 것으로 생각된다. 6가지 군약이란 사군자탕의 4가지 군약+진피, 반하이다.
이진탕에는 반하, 진피에 복령, 감초, 생강이 추가된다.

Level UP

육군자탕은 허약한 사람이 복용하면 점점 기력이 늘어나며 식욕이 늘고, 체중이 서서히 증가해 가는 약이다. 하지만 육군자탕을 복용해도 위가 불편해지는 사람이 드물게 있는데, 그럴 때는 진피와 반하를 뺀 사군자탕이 더 좋다. 사군자탕을 복용하면 위 불편감이 없다고 한다. 사군자탕을 당분간 유지하였다가 육군자탕으로 변경하면 된다.

육군자탕의 보험병명은 위염, 위무력, 위하수, 소화불량, 식욕부진, 위통, 구토이다. 모두 소화기 관련 증상뿐이다. 사실 더 폭넓게 유효하지만 보험병명엔 모두 다 수록되어 있지는 않다.

우울증 가미귀비탕

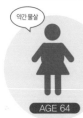

약간 물살

AGE 64

여동생이 갑자기 사망하여 우울 상태이다. SSRI를 투여하였으나 증상은 더욱 악화되었다. 정신과 주치의가 SSRI 증량을 권했는데, 두려워 상담차 내원했다. 무엇보다 안정이 중요하다고 이야기한 뒤, SSRI는 중지하고 가미귀비탕으로 힘내보자고 했다. 7일 후 조금 안정되었다. 시간 경과가 무엇보다 약인 상황이다. 한약은 그 다음 이야기라는 것을 강조하며 가미귀비탕을 유지했다. 1년 후 건강해졌다.

가미귀비탕

	삼기제			사군자탕		
황기 3	인삼 3		창출 3	복령 3		대조 2
	기분을 진정					
시호 3	산조인 3	용안육 3		감초 1		생강 1
원지 2	산치자 2	목향 1		당귀 2		

핵심 포인트

잘 보면 가미귀비탕에는 사군자탕이 들어 있다. [목향이 들어 있는 한약]=가미귀비탕, 귀비탕, 여신산. [원지가 들어 있는 한약]=가미귀비탕, 귀비탕, 인삼양영탕. [산조인이 들어 있는 한약]=가미귀비탕, 귀비탕, 산조인탕. [용안육이 들어 있는 한약]=가미귀비탕, 귀비탕.

Level UP　SSRI 임상 연구에 따르면, 플라세보에서도 실제 약의 70~80% 정도의 효과가 난다. 곧 시간 경과에 따라 좋아질 수 있는 병이란 뜻이다. 중증 우울증에 양약으로 치료하는 것은 당연하지만, 경증 우울증 같은 경우 한약과 생활지도, 휴식이 가장 좋은 것 같다.

가미귀비탕의 보험병명은 빈혈, 불면증, 정신불안, 신경증이다.

정형외과적 진통제-건강한 사람에게
월비가출탕

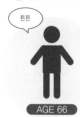

톤톤

AGE 66

테니스가 취미로 팔꿈치가 아프다. 정형외과에서는 NSAIDs를 이것저것 처방해 주었지만 아무리 복용해도 편해지지 않는다. 생활습관병 관련 약은 복용하지 않는다. 월비가출탕을 매 식전 복용했다. 2주 후 통증이 소실되었다. 이후 테니스를 즐기고 있다.

월비가출탕

강력히 식힘
석고 8

진통
마황 6

창출 4

자주 볼 수 있는 조합

대조 3　　감초 2　　생강 1

핵심 포인트

월비가출탕은 마황과 석고가 들어 있다는 점이 중요하다. [마황과 석고가 들어 있는 한약]은 월비가출탕, 마행감석탕, 오호탕, 방풍통성산이다. 석고는 식히는 약재로써 발한을 기대할 때는 사용해선 안 된다.

Level UP

상한론에서 마황탕보다 실증에 쓰이는 약은 대청룡탕(마황, 행인, 석고, 계지, 감초, 대조, 생강)이다. 엑기스제로는 없어서 마황탕+월비가출탕으로 대용한다. 초 실증의 발열일 때는 석고로 조금씩 식히더라도 조금씩은 발한을 유도할 수 있다는 것일까? 일상 임상에서 마황탕뿐 아니라 대청룡탕을 사용할 일은 거의 없다.

월비가출탕의 보험병명은 신염, 신증후군, 각기, 관절통, 야뇨증, 습진이다. 신증후군이나 각기가 치료될 것 같지는 않은데, 각기가 정말로 치료된다면, 에도시대부터 메이지시대 초기에 각기로 그 정도로 많은 사람들이 힘들어하지는 않았을 것이다.

정형외과적 진통제–마황을 쓸 수 없는 사람에게
계지가출부탕

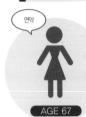

연약

AGE 67

손가락 관절이 아프다며 내원했다. 정형외과 진료를 본 뒤, 류마티스질환이나 결합조직질환은 배제했다. 정형외과 약으로는 통증이 개선되지 않아 내원했다. 이전에 갈근탕을 복용했는데, 바로 두근거렸다고 했다. 마황을 사용할 수 없는 상황에서의 정석 진통제는 계지가출부탕이다. 4주 후 약간 편해졌고, 3개월 후에는 거의 소실되었다.

계지가출부탕

	계지탕			
계피 4	작약 4	대조 4	**감초 2**	생강 1

	강력히 따뜻하게 함			
창출 4	부자 0.5			

핵심 포인트

계지가출부탕=계지탕+창출, 부자로 부자제 중 하나이다. [부자가 들어 있는 한약]은 6가지이다. 하루량 1g이 우차신기환, 대방풍탕, 마황부자세신탕, 하루량 0.5g이 계지가출부탕, 진무탕, 팔미지황환이다. 최대가 하루 1g이다.

Level UP

일본에서 부자는 '부자말'로도 출시되어 있어 다른 한약과 병용할 수 있다. 그리고 추가하면 효과가 증진된다. 어느 정도의 양부터 갑자기 효과가 나기도 한다. 부자가 들어 있는 한약이 효과가 없을 때는 부자증량을 고려해 보도록 하자.

계지가출부탕의 보험병명은 관절통과 신경통이다.

정형외과적 진통제-체력도 증진시키고 싶다
대방풍탕

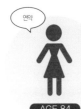

연약

AGE 84

이전부터 무릎이 아프다. 근력도 약해져 잘 걷지 못한다. 체력과 기력 모두 없다. 식욕은 있다. 그래서 대방풍탕을 매 식전 복용하도록 처방했다. 무릎 통증은 다 없어진 것은 아니지만, 이전보다 생활 범위가 넓어졌다. 걷는 것도 확실히 좋아졌다.

호흡기
소화기
순환기
비뇨기
신경계 정신
질환 운동기
부인과
후과 이비인
안과
미부과
의노학인
소아과
내종과양
영기타

대방풍탕

사물탕				
지황 3	작약 3	당귀 3	천궁 2	창출 3
삼기제				
황기 3	인삼 1.5	두충 3	방풍 3	감초 1.5
			강력히 따뜻하게 함	
강활 1.5	우슬 1.5	대조 1.5	건강 1	부자 1

핵심 포인트

대방풍탕은 우선 삼기제이다. 그리고 지황제이다. 또한 부자와 건강이 들어 있다. [삼기제이면서 지황이 들어 있는 처방]은 대방풍탕, 십전대보탕, 인삼양영탕이다. [부자와 건강이 들어 있는 한약]은 대방풍탕뿐이다. [두충이 들어 있는 한약] 역시 대방풍탕뿐이다. [우슬이 들어 있는 한약]은 대방풍탕, 소경활혈탕, 우차신기환이다. [강활이 들어 있는 한약]은 대방풍탕, 소경활혈탕, 천궁다조산이다.

Level UP
대방풍탕은 삼기제이며 지황이 들어 있기 때문에 드물게 위장 장애가 생겨 복용하지 못하는 분들이 있다. 부자와 건강이라는 강력히 따뜻하게 하는 약재가 들어 있어 대방풍탕은 류마티스에 쓰는 삼기제라는 이미지가 있다.

대방풍탕의 보험병명은 하지 류마티스관절염, 만성 관절염, 통풍이다.

요부염좌 작약감초탕+소경활혈탕

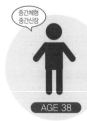

중간체형
중간신장

AGE 38

이전부터 수차례 요부염좌가 있었다. 이번에도 갑자기 요부염좌가 생겼는데, 한약에 흥미가 있어 한 번 복용해 보고 싶다며 내원했다. 작약감초탕을 하루 수차례 복용하도록 했고, 어느 정도 안정되면 작약감초탕+소경활혈탕으로 변경하도록 했다. 양약과 병용했지만, 양약 단독 복용에 비해 확실히 큰 효과를 보았다며 기뻐했다.

소경활혈탕

	사물탕			
작약 2.5	지황 2	천궁 2	당귀 2	창출 2
도인 2	복령 2	위령선 1.5	강활 1.5	우슬 1.5
진피 1.5	방기 1.5	방풍 1.5	용담초 1.5	감초 1
백지 1	생강 0.5			

핵심 포인트

[위령선이 들어 있는 한약]은 소경활혈탕과 이출탕이다. [강활이 들어 있는 한약]은 소경활혈탕, 천궁다조산, 대방풍탕이다. [우슬이 들어 있는 한약]은 소경활혈탕, 우차신기환, 대방풍탕이다. [용담초가 들어 있는 한약]은 소경활혈탕, 입효산, 용담사간탕이다.

Level UP

작약감초탕은 작약과 감초로, 즉효성이 있는 한약(2가지 약재뿐)이다. 그 후 요통에 더욱 유효한 소경활혈탕과 병용한다. 소경활혈탕은 17가지 약재로 구성되며, 작약과 감초도 들어 있다. 구성 약물수가 많으면 서서히 효과가 난다.

좌골신경통 **우차신기환**

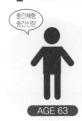

중간체형
중간산장

AGE 63

다른 병원에서 좌골신경통으로 진단을 받았다. 양(兩)하지의 저림, 통증, 야간 빈뇨, 기력과 정력 감퇴 등도 호소했다. 우차신기환(牛車腎氣丸)을 매 식전 투여했다. 4주 후 빈뇨 이외에는 그다지 좋아지지 않았다고 하여, 한 가지라도 좋아졌다면 괜찮다고 하고 유지했다. 그 후 6개월을 투여했다. 서서히 모든 증상이 편해졌다.

우차신기환

자양강장				
지황 5	우슬 3	산수유 3	산약 3	차전자 3
택사 3	복령 3	목단피 3	계피 1	강력히 따뜻하게 함 부자 1

핵심 포인트

우차신기환=팔미지황환+우슬, 차전자이다. 팔미지황환=육미환+부자, 계피이다. [산수유가 들어 있는 한약]은 육미환, 팔미지황환, 우차신기환이다. [산약이 들어 있는 한약]은 육미환, 팔미지황환, 우차신기환, 계비탕이다.

Level UP
목단피에는 구어혈 작용이 있지만 다른 구어혈 작용이 있는 약재인 도인, 홍화, 대황, 당귀 등이 들어 있지 않으므로 구어혈 작용은 약하여, 통상 육미환, 팔미지황환, 우차신기환을 구어혈제로 분류하지는 않는다.

우차신기환의 보험병명은 하지통, 요통, 저림, 노인의 침침한 눈, 가려움, 배뇨곤란, 빈뇨, 부종이다.

간헐성 파행
당귀사역가오수유생강탕

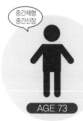

중간체형
중간산장

AGE 73

양하지의 폐색성 동맥경화증, 척추관 협착증, 간헐성 파행까지 있어 양약을 복용 중이다. 조금이나마 걷게 해달라며 내원했다. 양약은 그대로 유지하며 당귀사역가오수유생강탕을 매식전 복용시키자 4주 후 전보다 조금 걸을 수 있는 느낌이 든다고 했다. 그래서 6개월간 유지했다. 걷는 거리가 명확히 늘었다고 했다.

당귀사역가오수유생강탕

		계지탕		
대조 5	계피 3	작약 3	**감초 2**	생강 1
		진통		
당귀 3	목통 3	오수유 2	세신 2	

핵심 포인트

당귀사역가오수유생강탕은 사실 계지탕+당귀, 목통, 오수유, 세신이다. [세신이 들어 있는 한약]은 당귀사역가오수유생강탕, 소청룡탕, 마황부자세신탕, 입효산, 영감강미신하인탕이다. [목통이 들어 있는 한약]은 당귀사역가오수유생강탕, 소풍산, 통도산, 오림산, 용담사간탕이다.

Level UP

당귀사역가오수유생강탕은 동상 특효약이다. 요통, 척추관협착증에도 유효하다. 그리고 혈관성 간헐성 파행에도 유효하다. 어떤 약재가 특별히 중요한지는 알지 못하므로 약재의 합산을 통해 유효성이 나타나는 것으로 보인다. 아주 한약다운 한약이라고 생각된다.

당귀사역가오수유생강탕의 보험병명은 동상, 두통, 하지통, 요통이다.

만성 요통 **소경활혈탕**

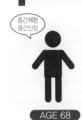

중간체형
중간산장

AGE 68

이전부터 요통을 가지고 있었다. 손자 운동회에서 무리하여 요통이 악화되었다. 소경활혈탕을 매 식전 투여했다. 4주 후 상당히 편해졌다.

소경활혈탕

사물탕		구어혈제		
작약 2.5	지황 2	천궁 2	당귀 2	도인 2
이수제				
창출 2	복령 2	진피 1.5	위령선 1.5	강활 1.5
진통				
우슬 1.5	방기 1.5	방풍 1.5	용담초 1.5	감초 1
백지 1	생강 0.5			

핵심 포인트

소경활혈탕은 17가지 약재로 구성된다. 효과는 서서히 나타난다. 소경활혈탕에는 사물탕이 들어 있다. 당귀, 도인 같은 구어혈 효과가 있는 약재가 다수 들어 있으므로 구어혈제로도 불린다. 창출, 복령, 진피 같은 이수제도 다수 존재한다.

Level UP 소경활혈탕은 예상보다 더욱 효과적이다. 양약으로 편해지지 않는다, 편해졌지만 조금 더 편해지고 싶을 경우 쓸 수 있다. 마황은 없고, 감초도 1g만 있어 장기 투여도 안심하고 할 수 있다.
소경활혈탕의 보험병명은 관절통, 신경통, 요통, 근육통이다.

변형성 슬관절염
방기황기탕+월비가출탕

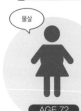

물살

AGE 72

변형성 슬관절염으로 정형외과에 다니는 중이다. 조금 더 통증을 잡고 싶다. 정석대로 방기황기탕 단독으로 4주 처방했으나 효과가 없었다. 그래서 월비가출탕을 매 식전 1포씩 병용시켰다. 그러자 4주 후 눈에 띄게 좋아졌다. 혈압에 주의하면서 계속 복용하도록 하고 있다.

방기황기탕

공통				
황기 5	창출 3	대조 3	감초 1.5	생강 1
진통 방기 5				

+

월비가출탕

	공통			
강력히 식힘 석고 8	창출 4	대조 3	감초 2	생강 1
진통 마황 6				

핵심 포인트

월비가출탕과 방기황기탕은 모두 구성 약물이 6개인데, 이중 4개가 공통이다. 방기황기탕은 글자 그대로 4가지 구성 약물+방기와 황기이다. 월비가출탕은 4가지 구성 약물+마황과 석고이다. 이렇게 이해하면 매우 쉽다. 마황은 물살 경향인 사람에서 메슥거리게 하거나 두근거리게 하여 복용하지 못하는 경우도 있다.

Level UP
월비가출탕은 마황제이다. 마황에는 에페드린이 들어 있어 교감신경 자극 작용이 있다. 곧 막연히 투여하면 혈압이 오를 수 있다. 최근엔 혈압계가 싸므로 자택용으로 하나 구입하여 체크해 가며 복용하면 안심하고 장기 처방할 수 있다. 월비가출탕 병용이 꽤 효과를 높여준다.

채찍질손상 갈근가출부탕

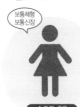

보통체형
보통신장

AGE 23

교통사고로 채찍질손상이 일어났다. 반년 후, 목부터 왼손에 걸쳐 저림과 통증이 있어 매우 힘들었다. 정형외과 진통제는 하나도 효과가 없었다. 갈근탕+계지가출부탕을 매 식전 투여했다. 4주 후 이전보다 조금 더 편해졌다. 3개월 후 증상이 거의 소실되었다.

갈근탕

		계지탕		
대조 3	**감초 2**	계피 2	작약 2	생강 2

진통	
갈근 4	마황 3

+

계지가출부탕

		계지탕		
계피 4	작약 4	대조 4	**감초 2**	생강 1

진통	
창출 4	부자 0.5

핵심 포인트

갈근탕=계지탕+마황 갈근, 계지가출부탕=계지탕+창출 부자이다. 따라서 갈근탕+계지가출부탕=갈근가출부탕의 대용이 될 수 있다. 이렇게 병용하면 감초가 5g이나 되므로 가성알도스테론증에 주의한다. 또한 마황제를 장기 투여할 때는 당연히 고혈압이나 빈맥에도 주의해야 한다.

만약 갈근가출부탕 엑기스제가 딱 있다면 굳이 합방할 필요 없이 1포만 복용하면 된다.

타박/염좌 **계지복령환**

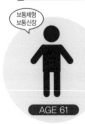

보통체형
보통신장

AGE 61

이번에 복부수술을 하는데, 한약을 복용하고 싶다며 내원했다. 집도의가 한약 복용을 허가했다고 한다. 수술은 복부의 타박 같은 것이라 생각하여 계지복령환을 처방했다. 유효할지 판단이 어려웠는데, 환자는 합병증 없이 건강해졌다며 기뻐했다. 한약 덕분이라며.

계지복령환

계피 3	작약 3	구어혈제		복령 3
		도인 3	목단피 3	

핵심 포인트

계지복령환은 계지와 복령이라는 구성 약물에서 이름을 따왔다. 하지만 구어혈 작용을 가진 약재는 도인과 목단피뿐이다. 실증 경향의 구어혈제 대표로 5가지 구성 약물을 암기해 두는 것도 나쁘지 않다. 대황, 목단피, 도인, 홍화 중에서 2개 이상이 있으면 구어혈 효과가 높아진다. 또한 계지복령환, 통도산, 치타박일방, 대황목단피탕, 도핵승기탕 등이 구어혈 효과가 강한 편이다.

Level UP 어혈의 힌트는 눈 밑 다크서클, 기미와 주근깨, 설하정맥 충혈, 치질, 하지정맥류 유사상황, 배꼽과 옆구리의 압통 등이다. 이것뿐이기 때문에 구어혈제로 치료하는 병태, 증상을 모두 어혈이라고 생각하도록 하자. 남성에서도 사용할 수 있다.

계지복령환 보험병명에 고환염이 있는 것이 바로 이를 뒷받침한다.

타박/염좌 **통도산**

튼튼

AGE 32

축구하던 중 발목 염좌가 생겨 정형외과에 다니는 중이다. 한약을 병용하고 싶다며 내원했다. 발목이 부어 움직이면 매우 아프다. 출혈반도 있었다. 실증 경향 구어혈제인 통도산을 매 식전 4주간 복용하도록 했다. 4주 후 건강해졌다. 한약이 어느 정도로 들었는지는 불명확하다. 자연경과라고도 생각할 수는 있겠다.

통도산

	구어혈제			
대황 3	당귀 3	홍화 2	감초 2	소목 2
지실 3	후박 2	망초 1.8	진피 2	목통 2
	대승기탕			

핵심 포인트

통도산은 10개 약물로 구성되는 한약이다. 대황, 당귀, 홍화 같은 구어혈 작용이 있는 약재가 들어 있다. 대황과 망초가 있기 때문에 승기탕류이기도 하다. 또한 대승기탕(후박, 지실, 대황, 망초)이 그대로 들어 있기도 하다. 소목이 들어 있는 한약은 통도산뿐이다.

Level UP 통도산은 과거 채찍질형에 처해졌던 사람들이 복용했었다고 한다. 사실이라면 타박 같은 외상에 유효하리라 생각할 수 있다.

통도산의 보험병명은 월경불순, 월경통, 갱년기장애, 요통, 변비, 타박, 고혈압 동반증상(두통, 어지럼, 어깨 결림)이다.

타박/염좌 치타박일방

한방팬인 환자분이다. 지금까지 자신의 모든 증상에 다양한 한약으로 치료해 왔다. 이번에는 발목염좌가 생겨 치타박일방을 복용해 보고 싶다고 했다. 매 식전 2주간 복용하도록 했다. 재진 시, 그거 참 효과가 있었다고 말해 주었다.

치타박일방

	구어혈제			
계피 3	천궁 3	대황 1	천골 3	박속 3
감초 1.5	정자 1			

핵심 포인트

치타박일방은 7가지 약재로 구성된다. 천골이 들어 있는 한약은 치타방일방뿐이다. 박속은 치타박일방과 십미패독탕에 들어 있다. 정자는 치타박일방과 여신산에 들어 있다. 천골과 대황이라는 구어혈 작용을 가진 약재가 들어 있다. 글자 그대로 타박에 유효한 한약이다.

Level UP
한방팬인 환자들에게 한수 배우는 경우가 많다. 부작용이 문제만 되지 않는다면, '이 약, 이 증상에 들을까?' 싶더라도 환자 본인의 희망에 따라 처방하곤 한다. 잘 들으면 나도 공부가 된다. 많은 한방팬으로부터 생각지도 못했던 여러 경험을 듣곤 한다.
치타박일방의 보험병명은 타박에 의한 부종 및 통증이다.

갱년기장애 유사증상 **가미소요산**

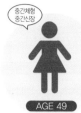

중간체형
중간산장

AGE 49

수년간 갱년기장애 증상이 심해져왔다. 생리는 순조롭다. 갑자기 초조하고 두근거린다. 땀이 분출한다. 손발은 차다. 좁은 공간에 있는 것이 힘들다. 호르몬제는 복용하면 불쾌한 느낌이 있어 복용하지 않았다. 한방약을 희망하여 내원했다. 가미소요산 투여로 상당부분 증상이 호전되었다.

가미소요산

시호제				구어혈제	
시호 3	작약 3	창출 3		당귀 3	목단피 2
				기분에 작용	
복령 3	감초 1.5	생강 1		산치자 2	박하 1

핵심 포인트

[박하가 들어 있는 한약]은 가미소요산, 형개연교탕, 시호청간탕, 자음지보탕, 청상방풍탕, 천궁다조산, 방풍통성산이다. 산치자와 함께 기를 순환시키는 작용이 있다. 시호제이면서 창출, 복령 같은 이수제도 들어 있다. 그리고 구어혈 작용이 있는 당귀, 목단피도 포함된다. 그런 조합으로 갱년기장애 증상에 유효하다.

Level UP 쯔무라 엑기스제 중 시호가 들어 있는 것은 22개, 작약은 44개, 창출은 34개, 당귀는 38개, 산치자는 13개, 목단피는 8개, 감초는 94개, 생강은 51개, 박하는 7개이다. 가미소요산은 특별한 약재는 없지만, 갱년기장애 증상의 first choice라는 점이 재밌다. 한방은 약재 합산의 결정체임을 또다시 느낀다.

갱년기장애 유사증상 여신산(女神散)

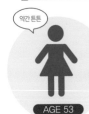

약간 튼튼

AGE 53

갱년기장애가 심해서 정석대로 가미소요산을 처방했으나 효과가 없었다. 여신산을 투여했다. 식전에 4주간 투여하자 몸 상태가 좋아져 그대로 유지했다. 수개월 후 최악의 상태에서 벗어났다며 매우 기뻐했다.

여신산

기분을 진정	구어혈제		사심탕류	
향부자 3	천궁 3	당귀 3	황금 2	황련 1
계피 2	창출 3	인삼 2	빈랑자 2	**감초 1**
정자 1	목향 1			

핵심 포인트

여신산은 12개 약물로 구성된 약이다. [향부자가 들어 있는 한약]은 여신산 외에도 향소산, 자음지보탕, 천궁다조산, 죽여온담탕, 이출탕으로 총 6종류이다. 황련과 황금이 들어 있어 사심탕류이며 기분을 진정시키는 효과가 강하다. 당귀는 구어혈 작용을 가지고 있으며, 지황이 같이 없으면 단일 약재로써도 강한 구어혈 작용을 보인다. [빈랑자가 들어 있는 한약]은 여신산뿐이다.

Level UP

갱년기장애 증상의 first choice는 가미소요산이며 second choice는 여신산이다. 가미소요산 타입은 올 때마다 호소가 다양하며, 여신산 타입은 언제오든 똑같은 이야기를 집착적으로 호소하는 이미지인데, 이런 것들은 하나의 처방 선택 힌트에 불과하다. 일단, 써보고 효과가 없으면 다른 타입의 약으로 가보면 된다.

갱년기장애 유사증상 **억간산**

호흡기
소화기
순환기
비뇨기
신경계·정신
운동계·질환
부인과
이비인
후과
안과
피부과
외노과학인
소아과
내종과왕
영역기타

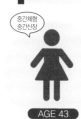

중간체형
중간신장

AGE 43

갱년기장애 증상에 한약을 희망하여 내원했다. 그동안 가미소요산과 여신산이 무효했다. 억간산을 처방했다. 4주 후 지금까지 복용했던 2처방보다 효과가 있지만, 완전히 낫지는 않았다고 했다. 그래도 복용하면 편해지는 것은 맞아 복용을 유지했다.

억간산

이수제		구어혈제		기분을 진정
창출 4	복령 4	천궁 3	당귀 3	조구등 3

시호제
시호 2   감초 1.5

핵심 포인트

억간산의 구성 약물은 7가지로 비교적 적다. [조구등이 들어 있는 한약]은 억간산, 억간산가진피반하 외에, 조등산과 칠물강하탕으로 조구등이 이들 처방의 키워드 약재로 여겨진다. 이수 작용이 강한 창출과 복령, 구어혈 작용이 강한 당귀와 천궁이 포함되어 있으며, 시호제이기도 하다.

Level UP   쯔무라 보험적용 한방엑기스제는 128개이다. 그 중에서 감초가 들어 있는 한약은 94개, 복령은 46개, 당귀는 38개, 창출은 34개, 천궁은 25개, 시호는 22개이다. 그리고 조구등이 들어 있는 처방은 4개이다. 조구등 외에는 빈용되는 약물의 조합이라는 것이 참 재밌다.

갱년기장애 유사증상
시호가용골모려탕

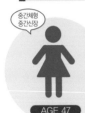

중간체형
중간산장

AGE 47

갱년기장애 증상으로 가미소요산, 여신산, 억간산을 사용했지만 특별한 효과가 없었다. 시호가용골모려탕을 4주간 투여하자 뭔가 좋은 것 같다고 했다. 조금이나마 상태가 좋다면 유지하도록 했다. 6개월 후에는 이전보다 조금 더 편해졌다.

시호가용골모려탕

시호제		반하 4	계피 3	복령 3
시호 5	황금 2.5			

		기분을 진정		
대조 2.5	인삼 2.5	모려 2.5	용골 2.5	생강 1

핵심 포인트

가미소요산, 여신산, 억간산, 시호가용골모려탕은 모두 시호제이다. 시호가용골모려탕에는 구어혈 작용이 강한 약재가 들어 있지 않다는 것이 예외적이다. 하지만 용골, 모려라는 기분을 진정시키는 약재가 들어 있다.

Level UP

갱년기장애는 그 정의 자체가 폭넓기 때문에 사용할 약도 다양하다. '아내의 갱년기장애와 같은 증상이다'라고 호소한 초로기 남성에게도 가미소요산은 매우 효과가 좋았다. 삼기제나 사물탕류가 유효한 경우도 있다. 효과가 없을 때는 다양한 시도를 해보는 것이 좋다. 일단 치료될 수 있다면, 편해질 수 있다면 좋은 것이니까. 구어혈제라고 해서 남성에게 사용하길 주저하지 않고 자유롭게 사용할 수 있다면 한 단계 성장한 것이다.

부인과질환 일반–매우 튼튼 도핵승기탕

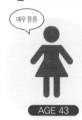

매우 튼튼

AGE 43

갱년기장애 증상과 변비로 힘들어하고 있다. 완고한 변비로 일반 변비약으로는 전혀 시원치 않다. 도핵승기탕을 4주간 투약했다. 처음에는 1포부터 복용해서 문제가 없으면 서서히 증량하며 매 식전 복용하도록 지도했다. 재진 시, 쾌변을 보았으며 갱년기장애도 가벼워졌다. 그 후, 애용약이 되었다.

도핵승기탕

기분을 진정	구어혈제	승기탕류		
계피 4	도인 5	대황 3	망초 0.9	감초 1.5

핵심 포인트

도핵승기탕은 5가지 약재로 구성된다. 대황과 망초가 들어 있어 승기탕류라 부른다. 대황에는 사하 작용 외에도 구어혈 작용이 있다는 점이 매력이며 구어혈 작용이 있는 도인도 있으므로 구어혈제이면서 사하제인 이미지이다. 계피가 있기 때문에 기분도 진정시킨다.

Level UP 대황에는 사하 작용 외, 항염증, 진정, 구어혈 작용이 있다. 그렇다는 것은 대황함유 한약이며 변비에만 사용되는 마자인환이나 윤장환도 생리통이나 갱년기장애를 편하게 할 가능성이 있다는 것이다. 그리고 어떤 일이라도 무슨 일이든 일어날 수 있다는 것이 한방의 매력이다.

121

부인과질환 일반-튼튼 계지복령환

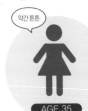

약간튼튼

AGE 35

생리일과 배란일이 불규칙하다며 내원했다. 3세 아이가 하나 있다. 변비는 없다. 그래서 계지복령환을 4주간 처방했다. 그다지 변화는 없었지만 나쁜 느낌도 들지 않는다고 하여 유지했다. 3개월 후에는 불규칙의 정도가 꽤 편해졌다.

계지복령환

기분을 진정		작약 3	구어혈제	
계피 3	복령 3		도인 3	목단피 3

핵심 포인트

계지복령환은 5가지 약물로 구성된다. 이수제는 복령뿐 이수 효과는 강하지 않고, 대황은 들어 있지 않기 때문에 사하 작용도 없다. 순수하게 도인과 목단피에 의한 강한 구어혈 작용이 메인인 한약이다. 계피가 있기 때문에 기분을 진정시킬 수 있다.

Level UP

도인은 복숭아씨를 가르면 나오는 아몬드 같은 것이다. 행인은 살구씨 안의 씨이다. 도인과 비슷하지만 미묘하게 그 형태가 다르다. 도인은 구어혈 작용이 강하다. 반면, 행인은 호흡기계 증상에 사용되며 어혈에 대한 작용은 없다. 비슷하더라도 작용은 다른 것이다.

호흡기
소화기
순환기
비뇨기
신경계·정신
운동기·질환
부인과
이비인
후과
안과
피부과
의·노인
학
소아과
내과·종
임
영기·역타

부인과질환 일반–약한 타입 **당귀작약산**

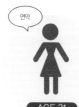

연약

AGE 21

생리를 하면 통증이 심하고 수업에 집중할 수 없다. 통증 때문에 쉬기도 한다. 한방 강의를 듣다가 한약에 흥미를 가지게 되어 복용해 보고 싶다며 내원했다. 당귀작약산을 4주간 투여했다. 그 후 수업이 빌 때 약을 받으러 왔다. 전보다 통증은 편해졌다고 기뻐했다.

당귀작약산

	이수제	
창출 4	택사 4	복령 4
	사물탕 - 지황	
작약 4	당귀 3	천궁 3

핵심 포인트

사물탕(당귀, 작약, 천궁, 지황)에서 지황을 빼면 구어혈 작용이 강력해지며 효과가 전면에 나오는듯한 느낌이다. 당귀작약산에서 지황을 과감히 뺀 이유가 그것이다.

Level UP

당귀, 작약, 천궁이 있고 지황이 없는 처방은 총 4개(온경탕, 오적산, 당귀작약산, 방풍통성산)이다. 당귀, 작약, 천궁, 지황이 모두 들어 있는 처방은 11개(온청음, 궁귀교애탕, 형개연교탕, 시호청간탕, 칠물강하탕, 사물탕, 십전대보탕, 소경활혈탕, 대방풍탕, 저령탕합사물탕, 당귀음자)이다.

월경 전 긴장증후군 억간산

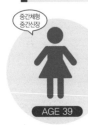

중간체형
중간신장
AGE 39

생리 전이 되면 초조감이 생기며 주위, 특히 아이에게도 화풀이를 한다. 스스로 해결할 수 없어 내원했다. 억간산을 매 식전 4주간 복용하도록 했다. 점점 편해졌다고 했다. 화풀이하는 빈도가 줄었다고도 했다. 그래서 장기적으로 복용하도록 권했는데, 그 후에는 스스로 조절할 수 있을 정도가 되었다.

억간산

공통				
창출 4	복령 4	천궁 3	당귀 3	감초 1.5
조구등 3	시호 2			

비교

당귀작약산

공통				
창출 4	복령 4	천궁 3	당귀 3	작약 4
택사 4				

Level UP 한방의 거장, 와다 토카쿠는 억간산가작약을 자주 사용했다. 난 차라리 억간산합가미소요산이라는 처방도 있으면 좋을 듯싶다. 5개 약재가 공통으로 겹쳐도 12개 약재밖에 되지 않는다. 확실히 임상에서는 억간산도 그럭저럭 효과가 괜찮다. 가미소요산도 그럭저럭 좋다. 그래서 두 처방을 모두 복용해 보고 싶다는 환자분도 있다. 그리고 효과가 나기도 한다. 하지만 일단 시작은 1개씩 하는 것이 한방치료의 기본이다.

월경 전 긴장증후군 가미소요산

호흡기
소화기
순환기
비뇨기
신경계·정신
운동기·질환
부인과
후각·이비인
안과
피부과
의학인·노인
소아과
내종양
영기·역타

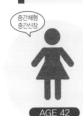

중간체형
중간신장

AGE 42

월경이 시작되기 전 정신적으로 불편해진다. 월경이 시작하면 단숨에 편해진다. 정석대로 억간산을 4주간 처방했는데, 효과 나는 느낌이 전혀 없었다. 그래서 가미소요산을 4주간 처방한 결과, 조금씩 좋아지는 것 같다고 했다. 그래서 유지. 점차 안정 감을 찾아가게 되었다.

가미소요산

	억간산과 공통			
시호 3	창출 3	당귀 3	복령 3	감초 1.5
작약 3	산치자 2	목단피 2	생강 1	박하 1

핵심 포인트

시호, 감초, 창출, 복령, 당귀 5가지 약재는 억간산과 공통이다. 거기에 작약, 생강, 박하가 추가되면 소요산이다. 다시 여기에 목단피와 산치자를 더하면 가미소요산이 된다.

Level UP

가미소요산의 이미지는 '여러 생각으로 힘들어할 때'이며, 억간산의 이미지는 '기분이 격양되어 있을 때'이다. 모두 정신적 호소이다. 스트레스 사회로 일컬어지는 요즘, 점점 이 2처방이 활약할 기회가 늘어나지 않나 싶다. 한약은 음식의 연장선에 있다고 생각해서 가볍게 복용해 봐도 좋다. 반면, 양약은 의존증이나 이탈 증상도 발생한다. 기본적으로 정신과약은 양약이 아니면 안 될 때 부작용을 충분히 숙지한 상태로 사용하는 것이라고 생각한다.

월경 전 긴장증후군 **도핵승기탕**

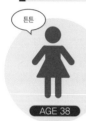

튼튼

AGE 38

월경 전이면 꽤 몸 상태가 나쁘다고 한다. 심한 변비도 있다. 부인과에서 호르몬제도 시도해 보았으나, 오히려 몸 상태가 나빠졌다고 했다. 그래서 도핵승기탕을 투여하자, 변비는 해소되었고 월경 전 몸 상태도 꽤 편해졌다. 그 후로는 스스로 몸 상태에 따라 복용하고 있다.

도핵승기탕

기분을 진정	구어혈제	승기탕류		
계피 4	도인 5	대황 3	망초 0.9	감초. 1.5

핵심 포인트

도핵승기탕은 구성 약물로 보면 매우 이해가 쉬운 약이다. 도인, 대황과 같은 구어혈 작용을 가진 약재가 들어 있다. 그리고 대황과 망초로 배변을 강력히 촉진하여 기분도 상쾌하게 하는 승기탕류이다. 거기에 기분을 진정시키는 계피가 들어 있다. 5가지 약재로 구성된다. 조위승기탕(대황, 망초, 감초)+계피, 도인으로 이해해 두면 편하다.

Level UP

도핵승기탕에는 대황이 들어 있으므로 주의합시다. 대황에는 사하 작용과 진정 작용, 항염증 작용이 모두 있기 때문에 이 만큼 재밌는 약은 또 없다. 계지복령환에 대황을 추가한 이미지이다. 보험적용 한방엑기스제로 사용할 때는 계지복령환과 도핵승기탕을 대변 상태에 따라 감별하여 사용하면 된다.

월경량이 많음 궁귀교애탕

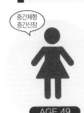

중간체형
중간신장

AGE 49

부인과에서 자궁근종, 자궁내막증으로 진단받았다. 월경량이 많아 헤모글로빈이 떨어져 있다. 부인과에서는 폐경까지만 버티면 빈혈은 개선될 것이라고 이야기했다. 한방약 상담을 원해 내원했다. 궁귀교애탕을 매 식전 복용하기 시작하자 월경량이 줄어드는 느낌이 든다고 하였다. 본인이 장기복용을 희망하여 계속 복용 중인데 빈혈은 악화되지 않고 잘 지내고 있다.

궁귀교애탕

사물탕				
지황 5	작약 4	당귀 4	천궁 3	감초 3

지혈
아교 3   애엽 3

핵심 포인트

궁귀교애탕에는 사물탕(당귀, 작약, 천궁, 지황)이 들어 있다. 사물탕+아교 애엽 감초=궁귀교애탕, 사물탕+황련해독탕(황련 황금 황백 산치자)=온청음, 사물탕+사군자탕의 군약 4가지(복령 인삼 감초 창출)+계피 황기=십전 대보탕 외에, 칠물강하탕, 소경활혈탕, 대방풍탕, 당귀음자에도 사물탕이 들어 있다.

Level UP
사물탕은 혈허 특효약이다. 혈허는 매우 애매한 개념이지만, 현대에서 말하는 빈혈 증상이 그 안에 포함되어 있다고 보아도 틀리진 않다. 영양실조 같은 빈혈유사 증상도 당연히 포함된다. 그런 상태에 유효한 것이 사물탕이 들어 있는 한약이다.

궁귀교애탕에는 치출혈이 유일한 보험병명이다.

생리 출산 임신으로 악화 **당귀작약산**

중간체형
중간신장

AGE 34

만성 두드러기로 대학병원 피부과에 다니는 중이다. 수년간 치료가 되지 않고 있다. 잘 들어보니 '생리 전후에 악화된다'고 했다. 정석대로라면 인진호탕이나 십미패독탕을 후보에 올려야 하나, 우선 당귀작약산을 4주분 처방했다. 뭔가 좀 좋아지는 것 같아 유지했다. 1년 후, 두드러기 출현빈도가 격감했다.

당귀작약산

| 작약 4 | 창출 4 | 택사 4 | **복령 4** | 천궁 3 |

지황없음
당귀 3

핵심 포인트

당귀만 있고 지황이 함께 들어 있지 않으면 구어혈 작용이 있다고 보아도 좋다. 그리고 그 중에서 마황제와 삼기제를 빼놓고 보면 구어혈 작용이 있는 처방을 쉽게 알 수 있다. 그렇게 해보니 온경탕, 을자탕, 가미소요산, 자음지보탕, 청폐탕, 통도산, 당귀건중탕, 당귀사역가오수유생강탕, 당귀작약산, 여신산, 억간산, 억간산가진피반하가 여기에 해당한다.

Level UP

당귀는 있고 지황은 없는 삼기제는 가미귀비탕, 당귀탕, 보중익기탕이다. 당귀는 있고 지황은 없는 마황제는 오적산, 방풍통성산, 의이인탕이다.

임신 시 감기 **계지탕**

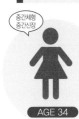

중간체형
중간신장

AGE 34

임신 중 감기에 걸렸다며 내원했다. 임신 전에 갈근탕이 잘 들었기 때문에 같은 것을 복용하길 원했다. '임신 시에는 수분량이 늘어 약간 허약체질이 되니까 평소엔 갈근탕이 들었더라도 계지탕이 나을 것 같다'고 설명했다. 계지탕이 잘 들었다.

계지탕

발한해열진통
| 계피 4 | 작약 4 | 대조 4 | **감초 2** | 생강 1.5 |

핵심 포인트

계지탕은 5가지 약재로 구성되는 한방의 기본 처방 중 하나이다. 허약한 사람의 감기약으로 향소산으로도 대용할 수 있다. 계지탕이나 향소산 모두 마황이 들어 있지 않다는 것이 중요하다. 감기에 걸릴 것 같을 때는 시나몬티(계피차)를 복용하더라도 편해질 수 있다. 계지탕은 그보다 더 효과가 좋다.

Level UP

한약의 임산부나 태아에 대한 안전성은 사실 불명확하다. 한약이 약재의 합산이며 약재 자체도 다양한 성분을 함유하고 있기 때문에 모든 성분에 대해 안전하다고 잘라 말하기는 어렵다. 그렇다 보니 모든 한약은 안전성이 불명확해지게 된다. 사실 보험적용 한방엑기스제로 유산이나 조산되었다는 보고는 1개도 없다. 곧 아직까지는 안전하다. 계지탕의 보험병명은 체력이 쇠약해졌을 때의 감기 초기뿐이다.

임신 시 기침 **맥문동탕**

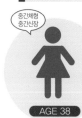

AGE 38

임신 7개월 차. 임신으로 복부가 커진 후로 마른기침이 난다. 나오기 시작하면 멈출 수 없고 잠을 자지 못하기도 한다. 그래서 맥문동탕을 매 식전 투여했다. 추가 복용도 가능하다고 설명했다. 재진 시, 기침은 거의 나았다고 했다.

맥문동탕

기침. 기분을 진정

맥문동 10	반하 5	대조 3	**감초 2**	인삼 2

갱미 5

핵심 포인트

맥문동탕에는 마황, 대황이 모두 들어 있지 않다. 기침을 멈추게 하는 효과가 단시간만 지속되는 경우가 많아 추가 복용도 하도록 하고 있다. 감초가 2g이므로 배량을 장기 복용하는 것은 주의해야 한다. 갱미는 맥문동탕과 백호가인삼탕에 들어 있다. 이 갱미(멥쌀)에는 자양강장 작용이 있는 것으로 알려져 있다.

Level UP

각기는 에도시대 질환이다. 에도에는 현미를 정미한 백미를 먹는 습관이 있어 비타민 B1 결핍이 자주 있었다. 현미를 가루내서 먹으면 낫는다고 했었다. 현미를 달이면 비타민은 활성을 잃으므로 각기에는 무효하다. 사실 각기 치료법을 잘 알고 있었던 것이다. 그럼에도 숨겨왔던 것이다. 정말로 유효한 지혜나 약은 일자상전*, 가전비약** 등으로 일절 공개가 되지 않아 왔다. 보험병명은 가래가 잘 뱉어지지 않는 기침, 기관지염, 기관지천식이다.

* 일자상전(一子相傳): 학문이나 기예 따위의 깊은 뜻을 자기의 자녀 중 한 자식에게만 전하고, 다른 자식에게는 비밀로 함. (네이버 한자사전 참조)
** 가전비약(家傳秘藥): 역대로 한 집안에만 내려오는 비방

130

입덧 **소반하가복령탕**

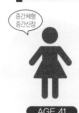

중간체형
중간신장

AGE 41

첫 임신으로 입덧이 매우 심하다. 음식 냄새만 맡아도 구역과 구토가 치밀어 오른다. 한약을 복용하고 싶다며 내원했다. 소반하가복령탕(小半夏加茯苓湯)을 끓인 물에 녹인 뒤 식혀서 여러 차례, 토하더라도 소량씩 복용하도록 했다. 그러자 구역이 감소했다. 이후에도 적절히 소반하가복령탕을 복용해 가면서 무사히 출산했다.

호흡기
소화기
순환기
비뇨기
신경계 정신
운동기 질환
부인과
후과 이비인
안과
피부과
외노학인
소아과
내종과양
명기역타

소반하가복령탕

소반하탕

반하 6	생강 1.5	복령 5

핵심 포인트

소반하가복령탕은 소반하탕(반하, 생강)에 복령을 추가한 간단한 처방이다. 소반하가복령탕(복령, 반하, 생강)은 많은 한약에 들어 있다. 오적산, 시호가용골모려탕, 시박탕, 시령탕, 삼소음, 죽여온담탕, 조등산, 이출탕, 이진탕, 반하후박탕, 반하백출천마탕, 복령음합반하후박탕, 육군자탕에서 소반하가복령탕을 확인할 수 있다.

Level UP 소반하가복령탕의 보험병명은 임신구토(입덧), 그 외의 모든 구토(급성위장염, 습성흉막염, 수종성 각기, 축농증)이다. 흉막염이나 각기, 축농증의 구토가 병명으로 들어 있어 조금 놀랐다.

131

유방통 당귀작약산/온경탕

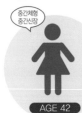

중간체형
중간산장

AGE 42

생리할 때 유방이 팽창되고 통증이 동반되어 유방외과 진료를 받았다. 모든 검사에서 유방암은 배제되었다. '유방통을 좀 어떻게 하고 싶은데'라면서 약간은 불만에 섞인 이야기를 했다. 당귀작약산을 매 식전 복용하도록 했다. 4주간 복용하자 통증은 조금 편해졌고, 4개월 더 복용한 뒤 종료했다. 가벼운 통증은 참을 수 있다고 했다. 비슷한 케이스에 온경탕이 유효했던 적도 있다.

온경탕

	기분을 진정			
맥문동 4	반하 4	계피 2	**감초 2**	작약 2
	구어혈제			
당귀 3	천궁 2	목단피 2	인삼 2	오수유 1
생강 1	**아교 2**			

핵심 포인트

허증용 구어혈제는 당귀작약산 외 온경탕, 당귀건중탕, 당귀사역가오수유생강탕 등이다. 모두 당귀가 있고 지황은 없다. 당귀작약산은 온경탕, 당귀건중탕, 당귀사역가오수유생강탕에 비해 이수 효과가 있는 처방인데 창출, 복령, 택사가 추가로 들어 있다.

Level UP 대황이나 마황이 들어 있지 않다면 허증용 한약을 실증에 사용하더라도, 실증용 한약을 허증에 사용하더라도 크게 문제가 되지 않는다. 유방통에 당귀작약산이 무효할 때는 따로 실증용 구어혈제인 계지복령환 같은 처방도 고려해 본다.

불임 당귀작약산

호흡기
소화기
순환기
비뇨기
신경계 정신
운동기 질환
부인과
후과 이비인
안과
피부과
의학인
소아과
내종과양
열기
역타

연약

불임으로 산부인과에 다니는 중이다. 어떻게든 더 해보고 싶다
며 한약도 복용하고 싶다고 했다. 당귀작약산을 처방했다. 2년
후 임신했다며 기뻐했다.

AGE 38

당귀작약산

작약 4	창출 4	**복령 4**	천궁 3	당귀 3
택사 4				

핵심 포인트

어떤 약재에 임신을 촉진하는 효과가 있는지는 모른다. 연약한 사람으로 당
귀가 위에 부담이 되어 당귀작약산을 복용할 수 없어 육군자탕을 1년 이상
복용시켜 위장 기능을 단련시킨 뒤, 당귀작약산을 복용하여 임신했던 적도
있다. 현대 서양의학이 진보된 지금, 한약만으로 노력한다는 것은 바보 같
은 짓이며, 병용 치료를 진행하는 것이 가장 좋다.

Level UP

임신을 원할 때 빈용되는 한약은 당귀작약산이다. 하지만 요
시마스 도도(1702~1773)의 유취방에는 당귀작약산이 미시행방
(사용 경험이 없는 처방)으로 분류되어 있다. 당귀작약산의 유
효성을 세상에 널리 알린 것은 요시마스 도도의 장남인 요시마스 난가이
(1750~1813)다. 약 1800년 전 상한론에 기록되어 있던 당귀작약산이 에도
시대 중기까지 많이 사용되지 않았었다는 것은 흥미롭다.

꽃가루 알레르기 **소청룡탕**

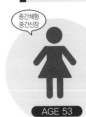

중간체형
중간신장

AGE 53

이전부터 꽃가루 알레르기를 겪고 있다. 양약을 사용하는데, 깔끔하지가 않다. 그래서 한약을 받길 희망했다. 정석대로 소청룡탕을 4주간 처방했다. 그러자 매우 편해졌다. 양약은 변경하지 않고 병용하고 있다. 본인이 원할 때만 처방해서 해마다 찾아오는 꽃가루 알레르기 시즌을 넘기고 있다.

소청룡탕

	주목			호흡기
반하 6	건강 3	감초 3	계피 3	오미자 3
		마황제		
세신 3	작약 3	마황 3		

핵심 포인트

소청룡탕은 마황제 중 건강이 들어 있는 유일한 처방이다. 따뜻하게 하며 마황으로 치료하는 이미지이다. 또한 감초와 건강은 감초건강탕으로 불리며 수분의 불균형을 치료한다. 오미자는 호흡기 질환용이다. 다양한 약제가 관여하는데, 역시 주요 약재는 마황이다. 함유되어 있는 에페드린에는 교감신경 자극 작용이 있으므로 주의가 필요하다.

Level UP 마황제를 막연히 장기 투여하면 교감신경 자극 작용이 있어 위험할 수 있다. 고혈압, 빈맥, 전립선비대, 녹내장 등이 있을 때는 주의가 필요하다.

소청룡탕의 보험병명은 기관지천식, 비염, 알레르기성 비염, 알레르기성 결막염, 감기, 기관지염이다.

꽃가루 알레르기 **월비가출탕**

튼튼

꽃가루 알레르기가 심하여 일의 효율이 떨어진다. 양약도 사용하곤 있지만, 잠이 오지 않는 약을 사용하고 있다. 정석대로 소청룡탕을 4주간 처방했지만, 전혀 좋아지지 않아 2주 후 내원했다. 월비가출탕을 매 식전 투약하였다. 이후 매우 좋아졌다. 하루 3회 적절히 복용하도록 지도했다.

월비가출탕

강력히 식힘
석고 8

주목!
마황 6

창출 4

대조 3

감초 2

생강 1

핵심 포인트

마황이 주역인 한약은 마황의 양에 따라 효과가 달라진다. 마황이 가장 많이 들어 있는 것은 하루량 6g인 월비가출탕, 다음으로 마황탕과 신비탕은 5g, 그리고 마황부자세신탕, 마행감석탕, 마행의감탕, 오호탕, 의이인탕에는 4g이 들어 있다.

Level UP 월비가출탕이 없으면 소청룡탕을 배량으로 사용해 봐도 된다. 소청룡탕은 마황이 하루 3g으로 배용량으로 사용하더라도 월비가출탕과 같은 6g이다. 또한 보조 역할의 약재가 중요한 것이 한방의 매력이므로 소청룡탕+마행감석탕과 같은 병용으로 마황도 늘리고, 보조 역할을 늘릴 수도 있다.

135

꽃가루 알레르기 영감강미신하인탕

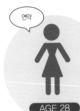

연약

AGE 28

꽃가루 알레르기가 심하다. 양약은 복용 중이다. 이전에 타 병원에서 소청룡탕을 처방을 받았으나 두근거려 복용하지 못했다. 그래서 양약은 유지하며 영감강미신하인탕을 4주간 투여했다. 이번에는 복용할 수 있었지만, 효과가 난다는 느낌이 적었다. 그러나 지속 처방했다. 점차 편해졌고, 양약은 그대로 병용 중이다.

영감강미신하인탕

기침			호흡기	
행인 4	반하 4	**복령 4**	오미자 3	세신 2

감초건강탕
건강 2   **감초 2**

핵심 포인트

영감강미신하인탕은 꽃가루 알레르기에 사용하지만 마황은 없다. 보조 역할을 하는 처방이다. 모든 약재의 한 글자를 따서 이름 지은 한약이다. 이름 순으로 복령, 감초, 건강, 오미자, 세신, 반하, 행인이 들어 있다. 그리고 영감강미신하인탕에서 복령, 행인을 빼고, 마황, 계피, 작약을 추가한 것이 소청룡탕이다.

Level UP

에페드린은 마황에서 발견되었다. 마황 단독으로 어떻게 해보겠다는 것은 에페드린의 교감신경 자극 작용에 기대해 보겠다는 것인데, 서양의학적 발상과 동일하다. 유효하다면 별 문제 없겠지만, 에페드린의 부작용이 정말 흔하다. 걱정이 될 때는 마황이 들어 있지 않은 영감강미신하인탕이나 영계출감탕과 항(抗)알레르기제 병용을 하는 것이 바람직하다.

영감강미신하인탕의 보험병명은 기관지염, 기관지천식, 심장쇠약, 신장병이다. 심장쇠약이나 신장병이 정말 치료될지는 의문이다.

어지럼 영계출감탕

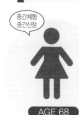

중간체형
중간신장

AGE 68

이전부터 어지럼이 있었다. 이비인후과에서 정밀검사를 했지만 이상이 없었다. 그래도 본인은 힘들다 한다. 이번에도 수일 전부터 어지럼이 생겼다며 내원했다. 정석대로 영계출감탕을 2주간 투여했다. 그러자 재진 시 비교적 좋았다고 기뻐했다.

영계출감탕

이수제	기분을 진정		
창출 3	복령 6	계피 4	감초 2

핵심 포인트

어지럼은 수분의 불균형이라고 생각할 수 있는데, 이 처방에는 복령과 창출이라는 이수 작용을 가진 약재가 2가지 들어 있다. 계피는 기분을 진정시키는 작용도 있으므로 상승효과가 있다. 영강출감탕은 영계출감탕의 계피를 건강으로 바꾼 것이다.

영강출감탕의 보험병명은 요통, 요부냉증, 야뇨증이다. 이 처방은 어지럼에는 듣지 않는데, 여기에서 계피의 중요성을 알 수 있다.

Level UP 서양의학적 치료에도 불구하고 힘들어하는 환자들이나 만성적호소를 하는 환자들에게는 기본 처방 간격을 4주로 하고 있지만, 영계출감탕은 조금 더 빠른 효과를 보이는 경향이 있다. 4주 이상투여 해야만 효과를 보이기 시작하는 경우는 드물다.

영계출감탕의 보험병명은 신경질, 신증후군, 어지럼, 두근거림, 숨참, 두통이다.

어지럼 반하백출천마탕

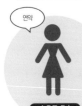

AGE 54

어지럼이 이전부터 있었다. 최근 피곤하며 어지럼이 여러 차례 발생했다. 아예 드러누운 것은 아니지만 매우 몸 상태가 나쁘다. 반하백출천마탕을 4주간 투여했다. 재진 시, 어지럼은 거의 개선, 피곤함은 약간 개선되었다. 다시 4개월간 유지했다. 너무 한방약이 마음에 들어 증상은 편해졌지만, 몸 상태가 조금이라도 안 좋을 때는 적절히 한번씩 복용하고 있다.

반하백출천마탕

이진탕-감초

진피 3	반하 3	복령 3	생강 0.5	
백출 3	천마 2	황기 1.5	택사 1.5	인삼 1.5
황백 1	건강 1	맥아 2		

핵심 포인트

사군자탕+진피 반하는 육군자탕, 진피와 반하는 수독(水毒)을 다루는 군약이라 불리며, 이진탕은 진피·반하+복령·감초·생강이다. 육군자탕에서 진피와 반하를 빼면 보다 허약인용 처방이 되는데, 억간산가진피반하에서는 진피와 반하를 넣어야 허약자용이 된다.

Level UP

반하백출천마탕은 인삼과 황기가 들어 있는 삼기제 중 어지럼용 처방이다. 백출, 복령, 택사, 진피, 반하와 이수 작용이 강한 5가지 약재가 들어 있다.

반하백출천마탕의 보험병명은 위장 허약하며 하지가 냉하고 어지러움, 두통 등이 있는 사람이다.

어지럼 **진무탕**

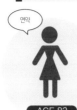

연약

AGE 82

최근, 휘청했다. 신경과와 이비인후과 진료를 봤지만 이상이 없었다. 특별한 유발 원인도 없이 휘청한다. 넘어질 정도는 아니다. 체중도 얼마 안 나가고, 비실거리는 고령자여서 진무탕을 식전 4주간 복용하도록 했다. 재진 시, 좋지도 나쁘지도 않다 했다. 하지만 유지했다. 4개월 후 어지럼이 거의 사라졌다. 몸 전체가 뭐랄까 상태가 좋아졌다고 했다.

진무탕

	이수제			강력히 따뜻하게
작약 3	복령 4	창출 3	생강 1.5	부자 0.5

핵심 포인트

진무탕은 부자제이며 이수 작용이 강한 복령, 창출 등이 들어 있다. 5개 약재로 구성되는 비교적 간결한 처방으로 광범한 증상에 유효한 한약이다. [복령, 창출, 부자가 들어 있는 한약]은 쯔무라 엑기스제 중엔 진무탕밖에 없다. 하지만 크라시에 계지가영출부탕에도 이 3가지 약재가 들어 있다.

Level UP

진무탕은 부자가 들어 있어 대표적인 따뜻하게 하는 처방이다. 그렇다면 생강은 없고 건강이 들어가 있는 것이 이해가 되리라. 일본에서 생강은 말린 생강이며, 건강은 탕포하여 말린 생강이다. 건강은 따뜻하게 하는 효과가 절대적이다. 생강이 비할 바가 아니다. 약재 구성으로 한약을 찬찬히 뜯어보면 이런 것을 깨닫게 되는 재미가 있다.

호흡기
소화기
순환기
비뇨기
신경계 정신
운동기 침골
부인과
이비인후과
안과
피부과
비뇨의학
소아과
내종양과
열기타

소아 어지럼 **오령산**

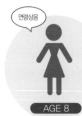

연령상응

AGE 8

아이가 스스로 '오늘은 어지러워요'라고 했다. 흔들거리는 것 같다. 드러누울 정도는 아니지만 몸 상태가 나쁘다고 했다. 아이의 호소에는 일단 오령산을 준다는 정석대로 오령산을 1포 복용시켰다. 수 시간 후 다시 1포 더 복용하자 완전히 호전되었다. 아무 일도 없었다는 듯 건강해졌다.

오령산

이수제				
택사 4	창출 3	저령 3	복령 3	계피 1.5

비교

저령탕

이수제				
택사 3	저령 3	복령 3	아교 3	활석 3

핵심 포인트

[저령이 들어 있는 한약]은 총 6가지, 모두 저령탕과 오령산의 가미방이다. 저령탕+사물탕=저령탕합사물탕, 인진오령산=오령산+인진호, 시령탕=오령산+소시호탕, 위령탕=오령산+평위산이다.

Level UP

[아교가 들어 있는 한약]은 궁귀교애탕, 저령탕, 저령탕합사물탕, 온경탕, 자감초탕이다. [활석이 들어 있는 한약]은 오림산, 저령탕, 저령탕합사물탕, 방풍통성산이다.

고령자 어지럼 조등산

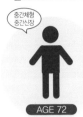

(중간체형 중간신장)

AGE 72

어지럼이 있어 조금 힘들다. 혈압도 높고 때때로 두통도 있다. 혈압강하제를 복용 중이다. 정석대로 고령자 어지럼에 조등산을 매 식전 4주간 복용하도록 했다. 아주 효과적인 것은 아니었지만, 점차 어지럼은 좋아졌다고 한다. 그래서 약 4개월간 복용하도록 했다. 일상생활에 지장이 없을 정도로 좋아졌다.

종휴기
소화기
순환기
비뇨기
신경계 정신
운동기 질환
부인과
후과 이비인
인과
피부과
의노학인
소아과
내총과양
면기역타

조등산

강력히 식힘	주목			
석고 5	조구등 3	진피 3	맥문동 3	반하 3
복령 3	국화 2	인삼 2	방풍 2	**감초 1**
생강 1				

핵심 포인트

국화가 들어 있는 한방엑기스제는 조등산뿐이다.
[조구등이 들어 있는 한약]은 조등산 외에 억간산, 억간산가진피반하, 칠물강하탕이다. 칠물강하탕은 오츠카 케이세츠 선생이 자신을 위해 만든 한약이다. 사물탕+황기 황백 조구등이다. 이 일을 계기로 조구등을 애용하게 되지 않았나 싶다.

Level UP

조등산은 고령자가 순환기계 증상을 보일 때 사용한다. 어지럼 외, 조조 고혈압, 두통 등이 처방의 힌트가 된다. 일반적인 고령자 패키지는 팔미지황환 또는 우차신기환이다.

부인의 어지럼 **당귀작약산**

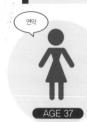

때때로 어지럽다. 드물지만 일에 지장이 있기도 하다. 생리통도 있다. 당귀작약산을 4주간 처방했다. 생리통은 약간 편해졌으나, 어지럼은 상당히 좋아졌다. 생리통에도 들어 당분간은 그대로 유지하고 싶다 하여 계속 처방했다. 그 후, 어지럼도 줄어들고 생리통도 편해졌다.

당귀작약산

	이수제	
창출 4	택사 4	복령 4
	사물탕 – 지황	
작약 4	천궁 3	당귀 3

핵심 포인트

한방에서는 수분 불균형을 어지럼의 한 요인이라고 본다. 그래서 오령산 등이 유효하며, 당귀작약산은 구어혈제이지만, 사실 이수제이기도 하다. 그래서 어지럼에 듣는 것도 당연하다. 가상병리 개념에서의 힌트는 어디까지나 힌트이다. 사이언스는 아니기 때문이다. 하지만 일단 치료만 된다면 그것으로 충분하다.

Level UP 전형적인 당귀작약산 타입의 사람은 연약한 여인 같은 모습이라 하지만, 사실 조금 물살을 가진 경우가 더 좋을지도 모른다. 빼빼 말랐으면서 잘 붓는 사람은 그다지 없다. 하지만, 일단 겉보기엔 마르고 연약하지만 실제론 안 보이는 곳에 물살이 있다면 당귀작약산이 유효할 것이다.

축농증 **갈근탕가천궁신이**

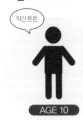

약간 튼튼

AGE 10

이비인후과에서 축농증으로 진단을 받았다. 밤중 코고는 소리가 심하다. 낮에는 코가 막혀 수업에 집중할 수가 없다. 이비인후과에서 이 이상 어떻게 더 호전시키기는 어렵다고 했다. 정석대로 갈근탕가천궁신이를 처방했다. 낮에는 복용하기 어렵다고 해서 아침저녁 1포씩 복용하게 했다. 4주후 꽤 편해졌다. 코골이도 호전되었고, 수업도 잘 듣게 되었다.

갈근탕가천궁신이

		갈근탕		
갈근 4	대조 3	마황 3	감초 2	계피 2
작약 2	생강 1	부비동 신이 2	천궁 2	

핵심 포인트

갈근탕가천궁신이는 갈근탕에 천궁과 신이를 추가한 것이다. 신이가 있으면 부비동에 유효하다. [신이가 들어 있는 한약]은 갈근탕가천궁신이와 신이청폐탕이다. 갈근탕가천궁신이는 마황제이므로 장기간 투여는 주의해야 한다.

Level UP 　갈근탕가천궁신이는 부비동 관련 호소에 매우 잘 듣는다. 예로부터 써보니 좋았기 때문에 쭉~ 처방되어 왔다. 고령자에게 처방해서 혈압이 180이 넘는 경우도 있다. 맥박이 100회를 넘어버리기도 한다. 요즘은 장기 처방할 때, 혈압계를 사서 스스로 측정하도록 지도한다.

　갈근탕가천궁신이의 보험병명은 코막힘, 축농증, 만성 비염이다.

축농증 신이청폐탕

중간체형
중간신장

AGE 63

이른바 축농증이다. 이비인후과 치료를 받고 있지만 조금 더 편해지고 싶다. 정석대로 갈근탕가천궁신이를 처방하려 했으나 고혈압 약을 복용하고 있어 신이청폐탕으로 4주간 처방했다. 재진 시 조금 편해졌다. 계속 유지한 결과, 더욱 편해졌다.

신이청폐탕

강력히 식힘
석고 5   맥문동 5   황금 3   산치자 3   지모 3

부비동
백합 3   신이 2   비파엽 2   승마 1

핵심 포인트

신이청폐탕은 9가지 약재로 구성된다. 신이와 비파엽이 평(平)하며 다른 7가지 약재는 모두 식히는 작용이 강한 약재이다. 따뜻하게 하는 약재가 하나도 없다. 식히는 작용이 매우 강력한 석고도 있다. 모두 식히는 이미지인 것이다. 따라서 냉증이 심한 사람에게는 조금 주의가 필요하다.

Level UP
한약이 따뜻하게 하는 성질인지, 식히는 성질인지도 구성 약재로 판단할 수 있다. 모두 기억하려 하면 너무 어렵고, 넌센스다. 강력히 따뜻하게 하는 약재인 부자나 건강이 있으면 따뜻하게 하는 한약. 반면에 강력히 식히는 약재의 대표는 석고나 황련이다. 그래서 황련탕과 반하사심탕은 건강, 황련이 모두 있으므로 중간으로 볼 수 있다.

신이청폐탕의 보험병명은 코막힘, 만성 비염, 축농증이다.

편도염 **소시호탕가길경석고**

호흡기
소화기
순환기
비뇨기
정신
신경계
운동기
질환
부인과
이비인
후과
안과
피부과
의학인
소아과
내종양
영기역타

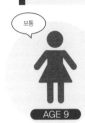

보통

AGE 9

장기간 이어진 편도염으로 내원했다. 이비인후과에서 편도염으로 진단을 받았다. 무엇보다 목이 아프다. 근데 낫질 않는다. 소시호탕가길경석고를 복용시켰다. 2주 만에 통증이 잡혔고 건강해졌다.

소시호탕가길경석고

		소시호탕		
시호 7	반하 5	황금 3	대조 3	인삼 3
		강력히 식힘	배농 작용	
감초 2	생강 1	석고 10	길경 3	

핵심 포인트

소시호탕가길경석고는 소시호탕에 길경과 석고를 추가한 것이다. 길경에는 배농 작용이 있으며 석고는 강력히 식히는 약재로 소염 작용이 있다. 소시호탕은 시호제로 장기화된 상태에 사용하는 한약이므로 그 항염증 작용을 증강시킨 처방이다.

Level UP

강력히 따뜻하게 하는 약재인 부자나 건강, 강력히 식히는 약재인 석고나 황련이 있으면 그것만으로 그 한약이 식히는지, 따뜻하게 하는 성격 판단이 가능하다. 4가지 약재가 없을 때는 각각의 약재에 주목하여 그 밸런스를 판단할 수 있겠지만, 그 정도의 의미는 없다. 소시호탕가길경석고의 보험병명은 편도염, 편도주위염이다.

코피| **황련해독탕**

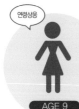

연령상응

AGE 9

코피가 멈추지 않는다. 목욕을 하고 나서 방이 더웠는데, 갑자기 코피가 났다. 아이스팩으로 코 주위를 냉찜질해도 멈추질 않는다. 황련해독탕(黃連解毒湯)을 식혀 복용하도록 하자 코피가 바로 멈췄다.

황련해독탕

강력히 식힘

황금 3 | 황련 2 | 산치자 2   황백 1.5

핵심 포인트

황련해독탕은 강력히 식히는 효과를 지닌 황련이 들어 있으므로 식히는 작용이 강한 한약으로 볼 수 있다. 황금, 산치자, 황백 모두 약간씩 식히는 작용이 있는데, 굳이 그것까지 기억할 필요는 없다. 강력히 따뜻하게 하는 약재인 건강과 부자, 강력히 식히는 약재인 석고와 황련 정도만 기억해 두면 충분하다.

Level UP

황련해독탕을 코피에 사용할 때는 냉복한다. 소반하가복령탕을 입덧에 사용할 때도 냉복한다. 이 증례는 내 딸이다. 가족에게 한약을 사용하며 공부하면 아주 좋은 경험을 할 수 있다. 눈앞에서 바로 변화를 볼 수 있기 때문이다.

알레르기성 결막염 소청룡탕

중간체형
중간신장

AGE 34

알레르기성 결막염으로 안과에서 점안약을 받았다. 눈이 가려워 참을 수가 없어 뭔가 한약이라도 처방받고 싶다고 했다. 정석대로 소청룡탕을 처방했다. 4주간 복용하자, 가려움은 거의 좋아졌다. 그 후에는 적절히 복용하도록 지시했다.

소청룡탕

반하 6	건강 3	감초 3	계피 3	오미자 3
세신 3	작약 3	마황제 마황 3		

핵심 포인트

마황이 주약이다. 눈 관련 질환에 효과를 보이는 특이적 약재는 없다. 마황에 함유된 에페드린의 교감신경 자극 작용에 기댈 뿐이다. 마황을 복용할 수 없을 때는 마황이 들어 있지 않은 영감강미신하인탕이 알레르기성 결막염에도 유효하지만, 효과는 양약에 비해 적다.

Level UP 안과가 발전되어 있지 않던 시대, 안경이 보급되어 있지 않던 시대에는 눈병에도 한약으로 치료했다. 근시에 영계출감탕, 백내장에 우차신기환, 녹내장에 조등산, 포도막염에 시령탕, 안검경련에 억간산 등이 사용되어 왔다.

만성 습진 십미패독탕

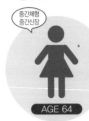

중간체형
중간신장

AGE 64

하지 습진으로 여러 차례 피부과에 다녀보았지만, 수년간 치료되지 않았다. 정석대로 십미패독탕을 투여했다. 4주간 불변이었다. 하지만 악화는 없었다. 그래서 6개월간 투여했다. 그러자 전혀 나아지지 않던 습진이 작아지기 시작했다. 2년간 복용하자 거의 소실되었다.

십미패독탕

배농 작용	시호제			
길경 3	시호 3	천궁 3	복령 3	박속 3
			피부질환	
독활 1.5	방풍 1.5	감초 1	형개 1	생강 1

핵심 포인트

십미패독탕은 우선 시호제이다. 장기화된 상태에 사용하므로 습진도 적응증이 될 수 있다. 그리고 형개는 피부병변을 치료하는 약재이다. 길경은 배농 작용이 있다. [박속이 들어 있는 한약]은 십미패독탕과 치타박일방이다. 독활이 들어 있는 한약은 십미패독탕뿐이다.

Level UP 오랜 세월에 걸쳐 서양의학 치료를 해도 치료되지 않는 호소나 상태가 단지 4주의 한약 복용으로 치료되는 일은 드물다. 4주 후 조금이라도 좋은 방향으로 변했다면 또는 주 증상이 변하지 않았더라도 어쨌든 몸 상태가 좋아졌다면, 또는 맛이 좋다면 계속 투여하도록 하자. 꾸준히 쓰는 것이다. 너무 쉽게 약을 변경해 버리면 사용할 약은 없어지고 만다.

십미패독탕의 보험병명은 화농성 피부질환, 급성 피부질환 초기, 두드러기, 급성습진, 무좀이다.

만성 습진 **온청음**

호흡기

소화기

순환기

비뇨기

신경계 정신

운동기 질환

부인과

이비인 후과

안과

피부과

의학안

소아과

내종과양

영기역타

중간체형
중간신장

AGE 68

좌대퇴의 만성 습진으로 피부과 치료를 했지만 개선되지 않았다. 정석대로 만성 습진에 십미패독탕을 처방해도 무효했다. 겨울에 악화된다고 하여 온청음(溫清飲)을 투약하기 시작했다. 4주간 투여하자 약간 낫다고 했다. 6개월간 지속하자 상당히 편해졌다.

온청음

사물탕

| 지황 3 | 작약 3 | 천궁 3 | 당귀 3 |

황련해독탕

| 황금 1.5 | 황백 1.5 | 황련 1.5 | 산치자 1.5 |

핵심 포인트

온청음은 사물탕(당귀, 작약, 천궁, 지황)과 황련해독탕(황련, 황금, 황백, 산치자)이 들어 있는 처방이다. 따뜻하게 하는 사물탕과 식히는 황련해독탕으로 구성된다는 점에서 온청음이라는 이름이 유래했다. 사물탕은 혈허에 사용하는 기본 처방이며 피부 건조에도 효과가 좋다.

Level UP

만성 습진의 제1선택은 십미패독탕이다. 그 다음은 온청음이나 소풍산이다. 힌트는 겨울에 악화된다, 까슬까슬하다=온청음. 여름에 악화된다, 진물이 난다=소풍산. 하지만 경험칙에 따른 힌트일 뿐, 반대로 유효한 경우도 있다. 무효할 때는 일단 시도해 보면 되겠다.

온청음 보험병명은 월경불순, 월경곤란, 혈도증, 갱년기장애, 신경증이다. 피부 관련 병명은 없다.

만성 습진 소풍산

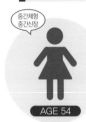

중간체형
중간신장

AGE 54

수년 전부터 만성 습진이 여러 군데 생겼다. 여름에 악화되며 진물이 난다. 정석대로 하면 십미패독탕이지만 명확한 소풍산 적응증으로 보여 소풍산을 4주간 투여했다. 재진 시 조금 호전되었다. 1년간 유지하자 거의 소실되었다.

소풍산

강력히 식힘 석고 3	지황 3	당귀 3	우방자 2	창출 2
방풍 2	목통 2	지모 1.5	**감초 1**	고삼 1
피부질환 형개 1	호마 1.5	주목 선퇴 1		

핵심 포인트

소풍산에는 선퇴가 들어 있다. 매미 유충의 껍질이다. 이것이 유효하다. 지황과 석고를 함께 함유한 것도 소풍산뿐이다. 형개가 들어 있으므로 피부질환용이란 것을 알 수 있다. [우방자가 들어 있는 한약]은 소풍산과 시호청간탕뿐이다. [고삼이 들어 있는 한약]은 소풍산과 삼물황금탕이다.

Level UP 소풍산은 식히는 약재가 많다. 곧 따뜻하게 하면 악화되는 습진에 유효하다. 경과가 긴 습진이면 여름에 악화되는 경우에 해당한다. 입욕 시나 입욕 후에 악화된다는 말도 소풍산 처방의 힌트가 된다. 시험 삼아 일단 처방해 보는 것이 가장 좋은 공부방법이다. 소풍산의 보험병명은 분비물이 많고, 가려움이 심한 만성 피부병(습진, 두드러기, 무좀, 땀띠, 피부소양증)이다.

만성 습진 **형개연교탕**

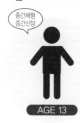

중간체형
중간신장

AGE 13

유소년 때부터 아토피였다. 아토피 병변 위에 만성 습진이 있다. 피부과에 다니고 있지만 좀처럼 낫질 않는다. 십미패독탕, 소풍산, 온청음을 각각 4주씩 복용해 봤지만 무효했다. 그래서 형개연교탕을 수개월 투여했다. 거의 변화가 없었지만, 끈기 있게 복용하도록 했다. 그러자 반년 정도 지나서 서서히 호전되었고 이후 상당히 호전되었다.

형개연교탕

황련해독탕

황금 1.5	황백 1.5	황련 1.5	산치자 1.5	길경 1.5
시호 1.5	박하 1.5	백지 1.5	방풍 1.5	연교 1.5

사물탕

지황 1.5	작약 1.5	천궁 1.5	당귀 1.5

피부질환

지실 1.5	형개 1.5	감초 1

핵심 포인트

형개연교탕은 온청음을 그대로 함유하고 있다. 온청음은 사물탕+황련해독탕이다. 길경은 배농 작용이 강하다. 시호제이기도 하다. 형개나 연교는 피부병변용이다. [형개가 들어 있는 한약]은 형개연교탕, 십미패독탕, 소풍산, 청상방풍탕, 천궁다조산, 치투창일방, 당귀음자, 방풍통성산이다. [연교가 들어 있는 한약]은 형개연교탕, 시호청간탕, 청상방풍탕, 치두창일방, 방풍통성산이다.

Level UP 쯔무라 보험적용 한방엑기스제 중 17가지 약재로 구성되는 한약은 형개연교탕과 소경활혈탕뿐이다. 구성 약물수가 많다는 것은 차근차근 체질 개선 효과를 보이는 약이라는 것이다. 4주간 변화가 없더라도 쭉 처방하면서 당분간 상태를 봐야 한다.

형개연교탕의 보험병명은 축농증, 만성 비염, 만성 편도염, 여드름이다.

두부 습진 치두창일방

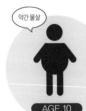

약간 물살

AGE 10

유소년 시절부터 아토피 체질이었다. 최근 특히 목보다 윗부분으로 습진이 심하다. 치두창일방+소풍산을 투여하여 서서히 좋아졌다.

치두창일방

		피부질환		
천궁 3	창출 3	연교 3	인동 2	방풍 2

	피부질환	구어혈제	
감초 1	형개 1	홍화 1	대황 0.5

핵심 포인트

오츠카 케이세츠 선생은 치두창일방+지황, 석고를 아토피에 애용했다. [지황과 석고가 들어 있는 한방 엑기스제]는 소풍산뿐이다. 따라서 소풍산+치두창일방으로 대용이 가능하다. 치두창일방은 구어혈 작용이 있는 홍화가 들어 있다. 홍화는 통도산에도 들어 있다.

Level UP 피부병변은 부위에 따라 처방할 수도 있다. 머리가 위주이면 치두창일방. 음부 습진에는 용담사간탕이다.

치두창일방의 보험병명은 습진, 창(瘡), 영유아 습진이다. 창이란 병명은 그 의미를 알기 어렵다.

고령자 습진 **당귀음자**

호흡기
소화기
순환기
비뇨기
신경계 정신
질환 운동기
부인과
이비
후과 인
안과
피부과
의노
학인
소아과
내층
과양
영기
역타

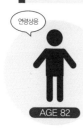

연령상용

AGE 82

겨울이 되면 까슬까슬해져 습진이 생기고 가려움이 늘어난다. 정석대로 당귀음자를 투여했다. 4주 후 가려움이 거의 편해졌다. 그 후 매년 겨울에 당귀음자를 애용하고 있다.

당귀음자

	사물탕			
당귀 5	지황 4	작약 3	천궁 3	질려자 3
			피부질환	
방풍 3	하수오 2	황기 1.5	형개 1.5	감초 1

핵심 포인트

당귀음자도 형개가 들어 있기 때문에 피부질환용이란 느낌이 있다. 당귀, 작약, 천궁을 함유하기 때문에 사물탕류이기도 하다. 하수오와 질려자는 당귀음자에만 있다. 무엇보다도 효과가 있는 처방 같다. 전탕약으로 위 약재들만 따로 빼서 유효성을 평가해 보고 싶다.

Level UP   고령자의 건조성 피부염이나 습진에는 당귀음자가 제1선택이지만, 꽤 건장한 고령자라면 온청음이 유효할 수도 있다. 당귀음자가 효과 없을 때는 한 번 시도해 보길 바란다.

당귀음자의 보험병명은 만성 습진(분비물이 적은 것), 가려움이다.

음부 습진 **용담사간탕**

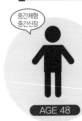

중간체형
중간신장

AGE 48

서혜부 습진이 있다. 피부과에서는 원인불명의 습진으로 진단 받았다. 연고류는 무효하다. 한방약을 시도해 보고 싶다며 내 원했다. 음부습진에 정석대로 용담사간탕을 4주간 투여했다. 재진 시, 약간 좋아졌다고 했다. 그래서 3개월간 투여하자 거의 색이 옅어졌고, 신경 쓰이지 않게 되었다.

용담사간탕

자양강장				비뇨기
지황 5	당귀 5	목통 5	황금 3	차전자 3
택사 3	**감초 1**	산치자 1	용담 1	

핵심 포인트

실증용 비뇨기질환 약이지만 지황이 들어 있다. 지황은 자양강장제다. 그리고 지황과 당귀가 있기 때문에 사물탕(당귀 작약 천궁 지황)의 이미지로 피부를 윤택하므로 피부질환에도 사용할 수 있다고 생각한다. 따라서 피부질환에도 유효한 것 같다.

Level UP

용담사간탕은 실증용 비뇨기질환 한약이라는 이미지이다. 하지만 음부 습진이라는 키워드에도 처방이 가능하다. 실증 경향이라고 해도 우차신기환에 비해서이다. 마황, 황련, 석고, 망초, 도인, 황금 등 명확한 실증용 약재 중에는 황금 하나만 들어 있는 정도이다.

습진, 아토피 가려움 **황련해독탕**

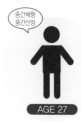

중간체형
중간신장

AGE 27

소아 시절부터 아토피였다. 피부과에도 물론 가보았지만 호전되지 않았다. 가려움이 참을 수 없을 정도로 심해지기도 한다. 어떻게든 이 가려움을 좀 편하게 해보고 싶다며 내원했다. 그래서 황련해독탕을 처방했다. 기본은 매 식전, 그리고 가려움이 심할 때는 그때그때 복용하도록 했다. 재진 시, 확실히 복용하자 증상이 편해졌다.

황련해독탕

사심탕류

| 황금 3 | 황련 2 | 산치자 2 | 황백 1.5 |

핵심 포인트

아토피나 습진에는 십미패독탕과 함께 온청음을 자주 사용할 수 있다. 온청음은 사물탕+황련해독탕으로 온청음을 복용시켜 보면 호전되는 경우가 많다. 한약은 구성 약물수가 적은 편이라 끊는 맛이 좋아 바로 효과를 낸다. 따라서 가려움에 사용할 때는 사물탕이 오히려 방해가 된다. 그래서 황련해독탕 만을 투여한다.

Level UP

황련해독탕에는 마황, 대황도 들어 있지 않으므로 여러 차례 복용해도 괜찮다. 만약 가려움이 편해지면 그때그때 추가로 복용해봐도 좋다. 만약 위에 부담이 되면 스스로 복용할 수 있는 양을 알아두었다가 그 범위 안에서 사용하면 가려움을 손쉽게 잡을 수 있다.

습진, 아토피 가려움 **백호가인삼탕**

이전부터 아토피 체질이었다. 가려움 대처를 위해 한약을 복용하길 원해 내원했다. 정석대로 황련해독탕을 투여해도 무효했다. 그래서 백호가인삼탕으로 변경하고 당분간 상태를 보기로 했는데, 그래도 무효하면 황련해독탕과 백호가인삼탕을 함께 복용해 보라고 했다. 재진 시, 백호가인삼탕만 복용해도 거의 편해졌다고 했다.

백호가인삼탕

강력히 식힘
| 석고 15 | 지모 5 | **감초 2** | 인삼 1.5 | **갱미 8** |

핵심 포인트

백호가인삼탕은 백호탕에 인삼을 추가한 것이다. 백호는 사실 석고의 별명이다. 석고는 강력히 식히는 약재로 아토피처럼 열감이 심할 때 아주 유효하다. 갱미(멥쌀 현미)는 맥문동탕과 백호가인삼탕에 들어 있다. 지모는 윤기를 더해주는 약재로 자음지보탕, 자음강화탕, 소풍산, 신이청폐탕, 백호가인삼탕에 들어 있다.

Level UP
백호가인삼탕은 과거엔 갈증에 많이 쓰였다. 당뇨병에 대한 치료가 없던 시절, 당뇨병성 갈증에도 자주 사용되었다. 당뇨병에 인슐린으로 대처할 수 있게 된 현대에 와선, 오히려 당뇨병과는 관계없는 갈증에 더 많이 사용되고 있다.

두드러기 **십미패독탕**

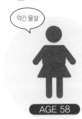

약간 물살

AGE 58

두드러기가 낫지 않아 내원했다. 진료 시에는 두드러기가 없었다. 정석대로 십미패독탕을 처방했다. 휴대폰 카메라로 두드러기를 촬영하고, 두드러기 발생 빈도를 달력에 작성해 보도록 지도했다. 4주 후 빈도가 조금 감소, 4개월 후에는 월 1회 정도로 진정되었다. 사진 상 확실한 두드러기였다.

십미패독탕

배농	시호제			
길경 3	시호 3	천궁 3	복령 3	박속 3

			피부질환	
독활 1.5	방풍 1.5	감초 1	형개 1	생강 1

핵심 포인트

독활은 십미패독탕에만 들어 있다. 그리고 박속은 십미패독탕과 치타박일방에만 들어 있다. 박속(상수리나무의 수피)은 중국에선 사용하지 않는다. 하지만, 꽤 유효한 것으로 알려져 있다. 박속이 진짜 필요불가결한지는 의문이다. 한방엑기스제를 사용할 때는 이 의문을 해결하기 어렵지만, 만약 전탕약을 쓴다면 십미패독탕이 유효한 환자에게 과감히 박속을 빼보면 그 필요성을 간단히 알 수 있을 것 같다.

Level UP

두드러기가 보험병명으로 들어가 있는 한약은 갈근탕, 십미패독탕, 대시호탕, 소풍산, 인진오령산, 인진호탕이다.

두드러기 **인진호탕**

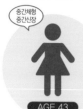

중간체형
중간신장

AGE 43

두드러기가 자주 생긴다며 내원했다. 정석대로 십미패독탕을 처방했으나 효과가 없었다. 달력에 두드러기 빈도를 기록해 오도록 지시하고, 변비 경향임을 고려하여 인진호탕을 처방했다. 4주 후 재진 시, 본인은 변화가 없다고 했으나 달력상으론 명확히 호전되어 있었다. 수개월간 복용을 지속했고, 본인도 효과를 납득했다.

인진호탕

주목		하제. 구어혈제
인진호 4	산치자 3	대황 1

핵심 포인트

인진호탕은 3종류의 약재로 구성된다. 황달의 성약인 인진호와 산치자, 대황으로 구성된다. 대황이 들어 있으므로 설사 경향을 보이는 환자에게는 사용할 수 없다. 그럴 때는 인진오령산(택사 저령 창출 복령 인진호 계피)을 사용한다.

Level UP

인진오령산, 인진호탕 모두 두드러기에 유효하다. 두 처방에 모두 들어 있는 약재는 인진호 뿐이다. 그렇다면 인진호가 두드러기에 유효한 것이라고 추측해 볼 수 있다. 주약인 인진호 만 투여해 보고 싶어진다. 어느 정도 유효할까? 그리고 십미패독탕도 두드러기에 유효하다. 그런데 이 처방과는 겹치는 구성 약물이 없다. 십미패독탕은 어떻게 두드러기에 유효한 것일까? 이런 신기함이 바로 한약의 매력이다.

주부 습진 **온경탕**

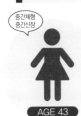

중간체형
중간신장

AGE 43

주부 습진이 심해서 힘들다며 내원했다. 피부과에서 받은 연고로도 좋아지지 않았다. 정석대로 온경탕을 투여했다. 그리고 피부과에서 받은 연고도 계속 바르도록 했다. 되도록 장갑을 사용하도록 했다. 4주 후 거의 호전되었고, 3개월 후에는 아름다운 손으로 돌아왔다.

온경탕

윤택하게			사물탕-지황	
맥문동 4	반하 4	당귀 3	작약 2	천궁 2
감초 2	계피 2	인삼 2	목단피 2	오수유 1
생강 1	윤택하게 아교 2			

핵심 포인트

온경탕은 12가지 약재로 구성된다. 당귀작약산과 함께 불임약으로 불린다. 당귀작약산은 3가지 이수제와 3가지 구어혈 작용을 가진 약재로 구성된 간결한 약이다. 반면, 온경탕은 다양한 약재가 들어 있다. 맥문동과 아교는 윤기를 공급해 주는 이미지, 당귀 작약 천궁(사물탕-지황)은 지황이 없으니 당귀 등이 가지고 있는 구어혈 작용이 증강된 상태이다.

 Level UP 주부 습진에는 윤기를 유도하는 약재가 들어 있는 온경탕이 당귀작약산보다 좋아 보인다.

하지만 온경탕의 보험병명은 월경불순, 월경곤란, 대하, 갱년기장애, 불면, 신경증, 습진, 족부와 요부의 냉증, 동상일 뿐, 주부 습진은 들어 있지 않다.

주부 습진 **계지복령환가의이인**

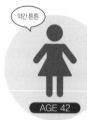

약간 튼튼

AGE 42

주부 습진으로 내원했다. 정석대로 온경탕을 4주간 투여했지만 무효했다. 그래서 계지복령환가의이인으로 변경했다. 그러자 재진 시, 이 처방이 더 좋다고 했다. 이후 유지했고 6개월 후 말끔히 호전되었다.

계지복령환가의이인

		계지복령환		
계피 4	작약 4	도인 4	복령 4	목단피 4
피부질환				
의이인 10				

핵심 포인트

계지복령환가의이인은 피부질환에 유효한 약재인 의이인을 계지복령환에 추가한 것이다. 하지만 사실 계지복령환과는 약재량이 다르다. 계지복령환의 약재들은 모두 3g이다. 반면, 계지복령환가의이인은 계지복령환과 겹치는 약재의 용량이 모두 4g이다. 이유는 명확하지 않지만, 거의 차이는 없는 것으로 생각하고 사용하고 있다.

Level UP

의이인은 율무이며 민간요법에서도 피부질환에 유효한 것으로 알려져 있다.

계지복령환가의이인의 보험병명에는 월경불순, 혈도증(血道症), 여드름, 기미, 수족거침이 있지만 계지복령환에는 없다.

여드름 청상방풍탕

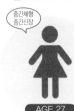

AGE 27

여드름이 조금도 낫질 않는다. 고등학생 때부터 쭉 있었다. 붉은 기를 동반한 여드름이 계속해서 나온다. 정석대로 청상방풍탕을 처방했다. 4주 후 약간 낫다고 했다. 6개월간 복용하자 거의 소실되었다.

청상방풍탕

사심탕류		배농	기분을 진정	
황금 2.5	황련 1	길경 2.5	산치자 2.5	천궁 2.5
		피부질환		
식방풍 2.5	백지 2.5	연교 2.5	형개 1	감초 1
지실 1	박하 1			

핵심 포인트

청상방풍탕은 황련과 황금이 들어 있는 사심탕류이다. 산치자도 들어 있어 황련해독탕과 비슷하다. (황백만 없을 뿐) 형개와 연교가 들어 있기 때문에 피부질환용 이미지도 있다. 길경은 배농 작용이 강하다. 식방풍은 청상방풍탕에만 들어 있다.

Level UP

청상방풍탕은 여드름에 정말 잘 듣는다. 1주일 만에 듣는 경우가 있는가 하면, 수개월간 복용해야 효과가 나는 경우도 있다. 이런 차이도 참 신기하다. 구성 약물이 12개로 꽤 많다보니 장기간 쭉 복용하도록 하고 있다. 4주 후 조금이라도 좋아졌다고 하면, 쭉 복용하게끔 하는 것이다.

청상방풍탕의 보험병명은 여드름뿐이다.

여드름 **계지복령환가의이인**

튼튼

AGE 25

고등학생 때부터 여드름이 있었다. 푸른 여드름이 얼굴에 가득난다. 붉은 여드름은 아니다. 그래서 계지복령환가의이인을 투여했다. 4주간 효과가 없었다. 3개월 만에 조금 좋아졌다. 1년간 복용하자 거의 소실되었다. 아예 없어진 것은 아니지만 본인은 충분히 만족해했다.

그리고 의이인탕으로 여드름이 나아진 경우도 있다.

의이인탕

피부질환

의이인 8   창출 4   당귀 4   마황제
마황 4   계피 3

작약 3   **감초 2**

핵심 포인트

계지복령환만으로도 여드름에 효과는 난다. 하지만 절각의이인이 들어 있는 계지복령환가의이인이 있기 때문에 여드름에는 이것을 사용한다. 계지복령환가의이인이 계지복령환보다 효과가 못하다는 근거와 경험 모두 없기 때문에 이렇게 한다. 또한 의이인탕에도 의이인이 8g 들어 있기 때문에 피부질환에 유효하다. 하지만 의이인탕은 마황이 4g 들어 있는 마황제이기 때문에 고령자에서의 장기 투여는 주의가 필요하다. 사마귀 같은 질환에는 마황이 들어 있는 한약이 유효하기도 하다.

Level UP

오츠카 케이세츠 선생은 붉은 여드름은 청상방풍탕, 푸른 여드름은 계지복령환, 백색 여드름은 당귀작약산이라고 했다. 나는 푸른 여드름에는 계지복령환가의이인을 사용한다.

의이인탕의 보험병명은 관절통과 근육통뿐이다.

여드름 **형개연교탕**

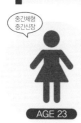

중간체형
중간신장

AGE 23

여드름을 주소(主訴)로 내원했다. 화장으로 가리고는 있지만 화장을 지우면 상당히 심하다. 정석대로 청상방풍탕, 계지복령환가의이인, 당귀작약산 등을 처방해도 무효했다. 그래서 형개연교탕을 4주간 처방했다. 이것도 변화가 없었다. 하지만 쭉 복용하도록 했다. 6개월 후 약이 효과를 보였다고 했다.

형개연교탕

황련해독탕			
황금 1.5	황백 1.5	황련 1.5	산치자 1.5

온청음

사물탕			
지황 1.5	작약 1.5	천궁 1.5	당귀 1.5

기타 공통약재				
길경 1.5	시호 1.5	박하 1.5	연교 1.5	감초 1.5
형개 1.5	백지 1.5	방풍 1.5	지실 1.5	

시호청간탕

비교

황련해독탕			
황금 1.5	황백 1.5	황련 1.5	산치자 1.5

온청음

사물탕			
지황 1.5	작약 1.5	천궁 1.5	당귀 1.5

기타 공통약재				
길경 1.5	시호 1.5	박하 1.5	연교 1.5	감초 1.5

우방자 1.5 괄루근 1.5

핵심 포인트

형개연교탕과 시호청간탕에는 13가지 약재(시호 황금 황백 황련 감초 길경 산치자 지황 작약 천궁 당귀 박하 연교)가 공통으로 들어 있다.

대상포진 후 신경통 **마황부자세신탕**

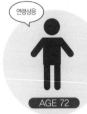

연령상응

AGE 72

대상포진 통증으로 힘들어한다. 물론 통증클리닉에도 다니고 있다. 한약을 병용해 보고 싶다고 한다. 비교적 건강한 고령자에게는 마황을 쓸 수 있다고 판단하여 마황부자세신탕을 투여했다. 4주 만에 통증은 거의 편해졌다. 그 후 장기 투여는 부작용이 우려되어 통증이 있을 때만 복용할 것을 추천했다.

마황부자세신탕

마황제
| 마황 4 |

진통
| 세신 3　　　　부자 1 |

핵심 포인트

마황부자세신탕은 마황과 부자, 세신으로 구성되는 한약이다. 3가지 약재 모두 중요하다. 마황제는 NSAIDs가 없던 시대에 쓰이던 진통제이다. 마황을 쓸 수 없을 때는 부자제로 대처해 왔으므로 부자 역시 진통제다. 또한 사실 세신에도 진통 효과가 있다. 세신은 입효산에도 들어 있다. 치통을 잡는 약으로 세신 승마 방풍 감초 용담으로 구성된다.

Level UP 　　마황부자세신탕은 구성 약물이 3개밖에 안 되는 간결한 작용의 한약이다. 비교적 즉효성이 있어 보인다. 확실히 마황부자세신탕은 장기간 투여를 해서 효과를 내는 이미지는 아니다. 들으면 듣고, 안 들을 것이면 안 듣는다.

마황부자세신탕의 보험병명은 감기와 기관지염이다.

대상포진 후 신경통 오령산

연약

AGE 78

대상포진 후 통증으로 괴롭다. 통증클리닉에서는 이 이상의 치료는 어렵다고 했다. 한약으로 어떻게든 해보고 싶다며 내원했다. 마황은 복용하기 어려워 보여 우선 오령산을 투여했다. 하루에 오령산을 6회 정도 복용하도록 했다. 2주 후에는 약간 편해졌다. 그 후 통증이 있을 때만 적절히 복용하고 있다.

오령산

	이수제			가벼운 진통
택사 4	창출 3	저령 3	복령 3	계피 1.5

핵심 포인트

오령산에 특별히 통증에 유효한 약재가 있지는 않다. 창출에는 약간의 진통 작용이 있을지 모르나 5가지 약재 합산의 결과라고 생각한다.

Level UP

이수제로는 오령산과 함께 저령탕이 유명하다. 하지만 저령탕은 통증에 그다지 사용하지 않는다. 오령산에서 계피와 창출을 빼고, 아교와 활석을 넣으면 저령탕이 된다. 그렇다면 계피와 창출에 진통 효과가 있는 것일까? 오령산 외 창출과 계피가 들어 있는 한약은 계지가출부탕, 계지인삼탕, 오적산, 십전대보탕, 여신산, 의이인탕, 영계출감탕 등이다. 확실히 통증을 가볍게 하는 한약뿐이긴 하다.

165

대상포진 후 신경통 **월비가출탕**

튼튼

트라이애슬론을 취미로 하는 스포츠맨이다. 운동을 너무 과도히 하여 대상포진이 발생했다. 월비가출탕을 투여했다. 메슥거림, 두근거림이 생기면 중지하라고 첨언하고 하루 4포씩 복용하도록 했다. 2주 후 재진 시에는 통증이 꽤 편해졌다고 했다.

AGE 43

월비가출탕

강력히 식힘	진통			
석고 8	마황 6	창출 4	대조 3	**감초 2**

생강 1

핵심 포인트

마황의 진통 효과는 당연히 마황의 용량에 비례한다. 마황의 최대용량은 각 환자마다 다른데, 근육량에 비례한다. 월비가출탕은 마황이 6g이다. 창출에 진통 효과가 있다고는 하나 매우 적다. 석고로 식혀줌으로써 통증이 편해지는 것일지도 모른다.

Level UP

서양의학으로 치료가 잘되지 않아 힘들어 하는 환자들은 한약으로도 바로 낫지 않는다. 다양한 시행착오를 반복할 수밖에 없다. 그때 다양하게 시도하더라도 비슷한 방향성을 가지고 다른 처방을 사용해 볼 것인가, 전혀 다른 방향성을 가진 처방을 사용해 볼 것인가는 처방이름만 알아선 결정하기 어렵다. 처방의 구성 약물을 알아두는 수밖에 없다.

초로기 호소 우차신기환

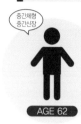

중간체형
중간신장

AGE 62

수년 전과 몸 상태가 매우 다르다. 갑자기 나이를 먹었다는 느낌이 든다. 초로기란 것이 바로 이런 것인가 싶다. 기력이 약해지고, 정력이 떨어지며 허리가 아프다, 그리고 다리가 저리다. 근력은 떨어졌다. 밤에 화장실 가는 횟수가 늘었다. 이렇게 셀 수 없이 많은 증상을 호소했다. 우차신기환을 매 식전 투여했다. 4주 후에는 그다지 변화가 없었으나, 3개월 후에는 약간 편해지는 듯한 느낌이 들었다. 그 후에도 애용하고 있다.

우차신기환

	팔미지황환			
	best match			
지황 5	산수유 3	목단피 3	우슬 3	차전자 3
산약 3	택사 3	복령 3	계피 1	부자 1

핵심 포인트

[지황이 들어 있는 한약]은 사물탕류와 육미환류이다. 육미환류란 육미환, 팔미지황환, 우차신기환이다.

Level UP　　우차신기환은 약재를 분쇄하여 꿀로 뭉쳐 만든 환제이지만, 쯔무라 우차신기환은 분쇄한 것을 달여 사용한다. 산제나 환제를 달이게 되면 전혀 다른 작용이 생기거나, 기존의 작용을 잃을지도 모른다는 것을 알아두어야 한다. 모던 한방에서는 효과가 있으면 사용하고, 효과가 없으면 다른 것을 사용한다는 것을 명심해 두고 일단 이 엑기스제를 써보도록 하자.

마지막까지 건강하게 **진무탕+인삼탕**

연령상응

AGE 92

가족과 함께 매월 내원한다. 아름다운 가족이다. 특별히 힘든 점은 없지만, 그래도 한약을 복용하고 싶다고 하여 진무탕+인삼탕을 처방하고 있다.

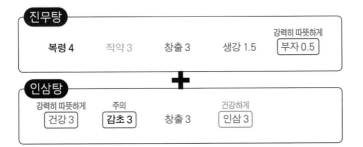

진무탕

복령 4	작약 3	창출 3	생강 1.5	강력히 따뜻하게 부자 0.5

+

인삼탕

강력히 따뜻하게 건강 3	주의 감초 3	창출 3	건강하게 인삼 3

핵심 포인트

인삼탕은 감초가 3g 들어 있으므로 가성알도스테론증이 걱정될 때는 인삼탕을 빼고 진무탕만 처방한다. 상한론에 사역탕(건강 부자 감초)이라는 처방의 기록이 있는데, 그와 비슷한 처방이 바로 진무탕+감초탕이다.

Level UP

감초가 들어 있지 않은 한방엑기스제

[마황제] 마황부자세신탕, [사심제] 황련해독탕 온청음 삼황사심탕, [시호제] 대시호탕 시호가용골모려탕, [삼기제] 반하백출천마탕, [보신제] 팔미지황환 우차신기환, [구어혈제] 당귀작약산 계지복령환, [이수제] 오령산 저령탕, [부자제] 진무탕, [건중탕] 대건중탕, [하제] 대승기탕 마자인환, [기제] 반하후박탕

소아 상비약 **마황탕**

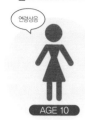

학교에서 집에 와보니 38℃의 열이 있다. 환자 본인이 아이 때부터 한약을 복용하여 왔기 때문에 열이 있으면 스스로 마황탕을 복용한다. 복용분량은 반포이다. 수 시간에 한 번씩 복용하며 이불을 덥고 땀을 흘리자 회복되었다. 다음날에는 건강하게 등교했다.

마황탕

마황제
행인 5 [마황 5] 계피 4 **감초 1.5**

핵심 포인트

나는 마황탕을 마행감계탕(마행감석탕의 석고를 계피로 바꾼 것)으로 생각하고 있다. 마행의감탕의 의이인을 계피로 바꾼 것이라고도 할 수 있겠다. 월비가출탕은 석고 마황 창출 대조 감초 생강이며, 대조와 생강은 옛날 가정에서 식재료로 상비해 두었던 것으로 어떤 한약에도 추가할 수 있는 것으로 알려져 있다. 그렇다면 월비가출탕은 마황탕에서 계피와 행인을 빼고, 석고 창출을 추가한 것이라고 생각할 수 있겠다.

Level UP　소아 상비약은 오령산, 소건중탕, 마황제 3가지이다. 마황제는 발열 시에 바로 효과를 낸다. 발열 시에는 오령산도 좋지만, 마황이 들어 있지 않기 때문에 마황제에 비해 약간 시간이 걸린다.

마황탕의 보험병명은 감기, 독감(초기), 류마티스관절염, 천식, 유아의 코-막힘, 포유곤란이다.

소아 상비약 **소건중탕**

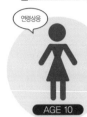

연령상응

AGE 10

평소 매우 건강해서 공부, 운동, 놀이에 모두 적극적이다. 오늘은 귀가 후부터 조금 이상했다. 배가 아프고, 힘이 없다. 학교에서 무슨 일이 있었던 것은 아닐지 걱정이 되었는데, 일단 소건중탕을 복용하도록 했다. 2회 복용하자 밤에는 건강해졌다. 원인은 아직 알 수 없다.

소건중탕

증량	계지탕				
작약 6	계피 4	대조 4	감초 2	생강 1

교이

핵심 포인트

계지가작약탕에 교이를 추가한 것이 소건중탕이다. 계지탕의 작약을 증량한 것이며, 5가지 구성 약물은 어떤 한약에나 들어 있는 매우 흔한 약재이다. 특별히 강력한 작용이나 특별한 효과를 가진 것은 없다. 여기에 교이를 추가하면 멋진 약이 되는 것이다. 소건중탕의 구성 약물에서 한방의 매력을 통감한다.

Level UP

만약 레몬에이드를 약이라고 해서 복용해도 효과가 있을지 모른다. 그런 기분으로 한약을 투여하면 역시 레몬에이드와는 달리 효과가 있다고 느낄 때가 있다. 그것이 중요하다. 스스로 많은 경험지가 가장 중요하다.

소건중탕의 보험병명은 소아허약체질, 피로권태, 신경질, 만성 위장염, 소아야뇨증, 야제 등이다.

호흡기

소화기

순환기

비뇨기

정신
신경계

운동기
질환

부인과

이비
후과인

안과

피부과

의노
학인

소
아
과

내종
과양

명가
럭타

소아 상비약 **오령산**

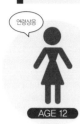

연령상응

AGE 12

소풍가는 버스에 타면 멀미를 해서 소풍이 싫다고 울고 있다.
그래서 '이 약을 복용하면 버스에서 멀미를 하지 않을 거예요.
30분 전에 복용하면 반드시 효과가 있을 겁니다'라고 이야기
하고 오령산을 건냈다. 그리고 소풍에 갔다. 무사히 멀미 없이
즐거운 소풍을 다녀왔다.

오령산

이수제				진통, 해열
택사 4	창출 3	저령 3	복령 3	계피 1.5

핵심 포인트

소아 상비약을 2가지 만 꼽자면 오령산과 소건중탕이다. 오령산도 특별한
약재는 들어 있지 않다. 여기저기 다른 처방에도 다 들어 있는 약재 조합이
다. 이것이 아이들에게서는 여기저기 다 듣는 만능약이라는 것이 재밌다.

Level UP

쯔무라 보험적용 엑기스제에는 오령산에 창출을 사용하고 있
다. 백출을 사용하는 편이 좋다는 선생님들도 있다. 나는 무엇이
든 상관없다. 효과만 나면 끝이다. 효과가 나지 않으면 다른 약을
쓰면 된다. 지금의 백출과 과거의 백출이 같다는 보장은 없다. 현대의 언어
로 표현한 내용이 과거와 동일하다고 생각해 버리는 것도 문제다.

허약아 소건중탕

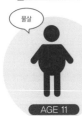

물살

AGE 11

도라에몽을 그대로 초등학생으로 만들어 둔 것 같은 체형이다. 모친 말로는 뭔가 둔하고 학업 성적도 낮은 편, 딱 보기에 패기가 없고, 힘도 없다. 아이다움이 없는 상태라고 했다. 그래서 소건중탕을 장기간 복용하도록 처방했다. 4개월간 복용시키자 조금씩 힘이 났다. 1년 복용하자 예전보다 즐겁게 학교에 다니게 되었다. 그리고 성적도 올랐다.

소건중탕

복직근 연급				
작약 6	감초 2	계피 4	대조 4	생강 1

교이

핵심 포인트

작약 5g 이상과 감초가 들어 있는 한약이 효과가 날 때는 복진상 복직근 연급이 나타나는 경우가 있다. 복진도 디지털적 요소가 없을 뿐, 일단 이해하게 되면 그렇게 무서워할 대상은 아니다. 이 범주에 들어가는 한약은 황기건중탕, 계지가작약대황탕, 계지가작약탕, 작약감초탕, 소건중탕, 당귀건중탕이다.

Level UP

기력 및 체력을 돋우어 주는 삼기제가 상한론 시대(1800년 전)에는 아직 없었다. 그 즈음에는 기력 체력을 돋우어 주기 위해 건중탕류를 사용했던 것 같다. 소건중탕, 황기건중탕, 대건중탕 등이다.

야뇨 팔미지황환

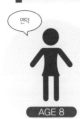

연약

AGE 8

초등학교 입학을 했는데도 아직 때때로 야뇨가 있다. 그래서 팔미지황환을 반포, 아침과 저녁에 복용하도록 했다. 그리고 자기 전 수분제한과 야뇨를 하더라도 혼내지 말도록 부모를 지도했다. 그 후 6개월 만에 점차 야뇨가 없어지게 되어 약 복용을 중지했다.

팔미지황환

		육미환		
지황 6	산수유 3	산약 3	택사 3	**복령 3**
목단피 2.5	계피 1	강력히 따뜻하게 부자 0.5		

핵심 포인트

팔미지황환은 부자제이다. 보통은 고령자나 젊더라도 냉증을 가지고 있는 사람에게 사용한다. 아이들에게 부자제는 부작용을 잘 일으킬 수 있다는 이야기가 있다. 팔미지황환의 부자는 0.5g 정도로 야뇨할 때는 팔미지황환을 사용한다. 일상생활 지도와 함께 팔미지황환을 처방하면 이른 밤 일어나는 야뇨는 호전되는 경우가 많다.

Level UP

팔미지황환의 부자가 아무래도 신경 쓰인다며, 팔미지황환에서 부자와 계피를 뺀 육미환을 애용하는 선생님들도 있다. 보통은 팔미지황환으로도 문제가 생기지 않는다.

야제 **감맥대조탕**

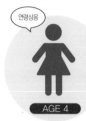

연령상응

AGE 4

야제로 힘들다며 엄마가 내원했다. 뭔가 안정시킬만한 약을 받고 싶다고 했다. '한약은 식사의 연장이기 때문에 가볍게 복용시켜 보겠습니까?'라고 묻고, 감맥대조탕을 처방했다. 달기 때문에 우유에 넣어도 괜찮다고 했으며, 그대로 끓는 물에 녹여 복용시켜도 좋다고 했다. 곧바로 확실히 야간의 울음이 줄어들었다고 했다.

감맥대조탕

대조 6	감초 5	소맥 20

핵심 포인트

감맥대조탕은 모든 구성 약물이 이름에 드러나 있다. 감초 소맥 대조이다. 이 약재들이야말로 음식이다. 이것이 효과를 낸다는 것 또한 한약의 매력이다. 한약이 식사의 연장이라고 볼 수 있는 전형적인 처방이다.
작약감초탕이나 억간산도 야제에 유효하다.

Level UP 감맥대조탕(전탕약)은 오츠카 케이세츠 선생이 한방의 매력을 알게 해준 증례로 유명하다. '여러 차례 경련발작으로 하품을 계속하는 여아에게 감맥대조탕을 투여. 2주 후 경련은 줄어들었고, 수개월 후에는 걸을 수 있게 되었다.'
감맥대조탕의 보험병명은 야제, 경련이다.

암에 걸렸다면 **보중익기탕**

중간체형
중간신장

AGE 73

유방암으로 진단을 받고 암에 듣는 한약을 원해 내원했다. '직접 암에 유효한 한약은 없습니다. 기력이나 체력을 북돋아 주는 한약은 있습니다.'라고 이야기한 뒤 보중익기탕을 4주간 복용하게 했다. 재진 시, 서양의학적 치료를 제대로 받고 있다고 했다. 그 후에도 보중익기탕을 계속 복용하길 희망했다.

보중익기탕

삼기제				시호제
황기 4	인삼 4	창출 4	당귀 3	시호 2
대조 2	진피 2	감초 1.5	승마 1	생강 0.5

핵심 포인트

삼기제 엑기스제는 총 10개이다. 삼기제이면서 당귀가 들어 있지 않은 것은 청심연자음과 반하백출천마탕이며, 삼기제이면서 지황제인 것은 십전대보탕, 인삼양영탕, 대방풍탕이다. 삼기제이며 부자제는 대방풍탕이다. 삼기제이면서 시호제는 가미귀비탕과 보중익기탕이다. 삼기제이며 마황제인 것은 없다. 대황이 들어 있는 것도 없다. 삼기제이면서 소엽, 향부자, 후박 같은 기제가 들어 있는 것은 당귀탕(후박)뿐이다.

Level UP 암을 치료하는 한약을 복용하고자 하는 사람들의 희망을 다 들어줄 수는 없다. 그때 에도시대 외과의 하나오카 세이슈 이야기가 있다. 유명한 한방의이기도 했던 하나오카 세이슈는 한약으로 유방암을 치료할 수 없었기 때문에 가족 인체실험을 통해 전신마취를 확립했다. 하나오카 세이슈 이야기를 들려주길 바란다. 그러면 환자들도 납득을 할 것이다.

암에 걸렸다면 **십전대보탕**

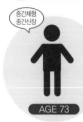

중간체형
중간신장

AGE 73

전립선암으로 통원 중이다. 입원 치료도 예정되어 있다. 한약도 복용하고 싶다고 한다. '방사선치료나 화학요법을 하면 빈혈이 생길 것 같은데 기력이나 체력을 늘려주고, 빈혈을 개선할 수 있는 한약을 처방하겠습니다'라고 이야기한 뒤, 십전대보탕을 매 식전 복용하게 했다. 그 후에도 이 처방이 마음에 들어 계속 복용했다.

십전대보탕

	사물탕			
황기 3	지황 3	작약 3	천궁 3	당귀 3
	사군자탕의 주요 약재			
계피 3	창출 3	인삼 3	복령 3	감초 1.5

핵심 포인트

십전대보탕은 빈혈버전 삼기제이다. 구성 약물은 사물탕(빈혈 유사 증상을 치료)+사군자탕(위장 허약)+계피 황기이다. 원전에는 대조와 생강을 추가하여 달이도록 쓰여져 있다. 대조와 생강은 과거 가정에서 상비해 두고 적절히 추가해서 사용했었다.

Level UP 실제로 빈혈 상태에 어느 정도로 유효할지는 불명확하다. 화학요법이나 방사선치료로 빈혈이 발생하리라 생각된다면, 보중익기탕보다는 십전대보탕을 처방하는 것이 낫다는 정도로 생각하고 있다. 과거의 지혜를 믿고 복용하는 것도 나쁘지 않다.

십전대보탕의 보험병명은 병후 체력저하, 피로권태, 식욕부진, 도한, 수족냉증, 빈혈이다.

암에 걸렸다면 **인삼양영탕**

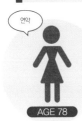

연약

AGE 78

폐암 수술 후부터 전혀 기력이 없다. 수술 후 1년이 지났지만 집 밖에 나갈 체력이 없다. 그래서 인삼양영탕을 매 식전 복용하도록 처방했다. 4주 후 그다지 변화는 없었는데, 4개월이 지나자 힘이 나기 시작했다. 그래서 외출도 할 수 있게 되었다며 기뻐했다.

인삼양영탕

자양강장
지황 4   당귀 4   백출 4   **복령 4**   계피 2.5

　　　　　　　　　　　　　　　　　삼기제
원지 2   작약 2   진피 2   인삼 3   황기 1.5

　　　　　호흡기
감초 1   오미자 1

핵심 포인트

인삼양영탕은 호흡기병변 버전 삼기제이다. [지황이 들어 있는 삼기제]는 인삼양영탕, 십전대보탕, 대방풍탕 3가지이며, 지황은 드물지만 위에 장애를 일으킬 수 있으므로 식욕부진이 있으면 중지하는 것이 좋겠다.

Level UP 　　자연경과로 좋아지는 호소나 질환에 한약을 투약해서 정말로 효과가 있을지 알아보는 것은 어려운 일이다. 호소나 증상이 고정되어 있는 환자에게 한약을 처방해서 개선되면 그때야말로 그 대단함을 체감할 수 있다.

　　인삼양영탕의 보험병명은 병후 체력저하, 피로권태, 식욕부진, 도한, 수족냉증, 빈혈이다.

항암제 부작용 반하사심탕

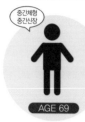

중간체형
중간신장

AGE 69

폐암으로 이리노테칸 투약 중이다. 가벼운 설사가 생겼다. 반하사심탕을 매 식전 복용하도록 처방했다. 그 후 호전되었다. 하지만 본인이 원해서 반하사심탕을 계속 투약했다. 그 후에도 건강하게 화학요법을 받는 중이다.

반하사심탕

반하 5	주목 황금 2.5	황련 1	강력히 따뜻하게 건강 2.5	감초 2.5
대조 2.5	건강하게 인삼 2.5			

핵심 포인트

이리노테칸의 부작용은 설사이다. 그 기전은 장내 베타 글루쿠로니다아제 (beta-glucuronidase)에 의해 이리노테칸의 대사산물이 활성형으로 변화하기 때문인 것으로 알려져 있다. 황금에는 베타 글루쿠로니다아제를 억제하는 작용이 있기 때문에 반하사심탕이 듣는 것으로 추정하나, 정말 그것이 전부라면 황금이 들어 있는 한약이나 황금 단미로도 효과가 충분해야만 할 것이다.

Level UP 반하사심탕을 이리노테칸 투여 시 예방적으로 투약하는 프로토콜도 써 볼 수 있다. 황련탕은 반하 계피 건강 감초 대조 인삼 황련으로 구성되며, 반하사심탕의 황금을 계피로 변경한 것이다. 황련탕은 황금이 들어 있지 않아 설사에는 효과가 없다. 그래서 황련탕의 보험병명은 급성위염, 숙취, 구내염으로 설사는 들어 있지 않다.

수족번열감 **팔미지황환**

호흡기
소화기
순환기
비뇨기
신경계 정신
운동기 질환
부인과 후비인
안과
피부과
외노인학
소아과
내충과영
영기역타

중간체형
중간산장

AGE 73

손발이 후끈거린다며 내원했다. 그 어떤 선생님도 이 호소를 신경 써 주지 않았다고 한다. 정석대로 팔미지황환을 매 식전 복용하도록 처방했다. 4주 후 재진 시, 대부분 편해졌다. 추가로 6개월 간 복용하고 종료했다.

팔미지황환

| 주목 |
| 지황 6 | 산수유 3 | 산약 3 | 택사 3 | **복령 3** |

| 목단피 2.5 | 계피 1 | 부자 0.5 |

핵심 포인트

수족번열감에는 지황제가 유효한 것으로 알려져 있다. 지황이 들어 있는 한약은 총 22가지이다. 지황의 하루 용량은 6g이 최고이며, 삼물황금탕, 자감초탕, 윤장탕, 팔미지황환에도 들어 있다.

Level UP
수족번열감에 유명한 처방은 삼물황금탕이지만 엑기스제가 구비된 곳을 찾기 어렵다. 범용성을 고려했을 때 제1선택약은 팔미지황환이다.

수족번열감 삼물황금탕

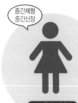

중간체형
중간신장

AGE 63

손발이 후끈거려 잘 때 이불 밖으로 손발을 빼고 자는데, 그래도 좀처럼 자기 어렵다. 정석대로 팔미지황환을 처방했으나 4주 후, 그다지 효과를 보지 못했다. 그래서 삼물황금탕을 처방했다. 4주 후, 이번에는 효과가 있었다.

삼물황금탕

자양강장		주목
지황 6	황금 3	고삼 3

핵심 포인트

삼물황금탕은 3종류의 약재로 구성된 간결한 약이다. 구성 약물이 적으므로 끓는 맛이 좋은 것은 당연하다. 고삼은 삼물황금탕 외에 소풍산에도 들어 있다. 전탕약으로 만들면 매우 쓰지만, 엑기스제는 전탕약 만큼 쓰지는 않다.

Level UP

삼물황금탕은 매우 중요한 한약이다. 수족번열감에도 유효하고, 주부 습진에도 유효하다. 손발에 국한된 염증성 질환에도 유효하다. 일단 이런 증상에 시도해 보면 효과를 보인다. 서양의학으로 전혀 치료되지 않던 환자에게 신 같다는 이야기를 듣게 하기도 한다. 한약을 쓸 줄 아는 것만으로 이런 일이 실제로 벌어진다.

삼물황금탕의 보험병명은 수족번열감뿐이다.

안면홍조 가미소요산

호흡기
소화기
순환기
비뇨기
신경계·정신
운동기·질환
부인과
이비인후과
안과
피부과
의학인노
소아과
내과·종양
영기·역타

약간 튼튼

폐경이 되었는데 갑자기 '훅!'하고 상열감이 생기며, 땀이 분출하듯 쏟아진다. 매우 힘들다. 가미소요산을 처방했다. 4주 후 약간 낫다고 했다. 6개월간 지속했고 아직 조금은 안면홍조가 남아있지만, 매우 편해졌다. 그 후에도 계속 복용하게 되었다.

AGE 52

가미소요산

시호제		창출 3	구어혈제	
시호 3	작약 3		당귀 3	목단피 2

기분을 진정		복령 3	감초 1.5	생강 1
산치자 3	박하 1			

핵심 포인트

[산치자가 들어 있는 한약]은 모두 기분을 진정시키는 작용이 있다. 인진호탕, 신이청폐탕, 청상방풍탕, 황련해독탕, 가미귀비탕, 가미소요산, 오림산, 청폐탕, 온청음, 형개연교탕, 시호청간탕, 방풍통성산, 용담사간탕까지 총 13개 처방에 산치자가 들어 있다.

Level UP

가미소요산 타입인 사람들이 안면홍조만 호소하는 경우는 드물다. 여러 호소 중에 하나로 안면홍조가 들어 있다. 다양하게 호소하기 때문에 차트에는 힘든 순서대로 번호를 붙여 두는 것도 꽤 의미가 있다. 호소한 내용이 가벼워졌거나 없어졌다면 치료는 성공한 것이다. 하지만 언제나 뭔가를 호소한다. 원래 그런 성격이다. 그런 사람들에게 잘 듣는 한약이 바로 가미소요산이다.

안면홍조 **여신산(女神散)**

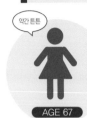

약간튼튼

AGE 67

갱년기장애인 것처럼 얼굴이 달아오른다. 갱년기장애와는 전혀 관련이 없는 나이임에도… 정석대로 가미소요산을 4주간 처방했으나 무효했다. 그래서 여신산으로 변경했다. 그 후 조금 안정되었다. 참을 수 있을 정도가 되었고, 여신산을 계속 복용하길 희망했다.

여신산

기분을 진정	구어혈제		사심탕류	
향부자 3	천궁 3	당귀 3	황금 2	황련 1
계피 2	창출 3	인삼 2	빈랑자 2	**감초 1**

주목
정자 1   목향 1

핵심 포인트

여신산은 12개 약재로 구성된다. 황련과 황금이 들어 있기 때문에 사심탕류이다. 그리고 기분을 진정시키는 계피와 향부자도 있어 안면홍조에 확실히 효과를 보일 것이다. 정자는 여신산과 치타박일방에 들어 있다. 치과에서 치료를 받을 때 자주 맡게 되는 냄새가 바로 정자 냄새이다. 충치를 막는 보철물 중에도 정자의 성분이 들어 있다.

Level UP

여신산의 별명은 안영탕(安榮湯)이다. 과거 전장에서 군인들의 기분을 진정시키기 위해 사용했기 때문이다.

여신산의 보험병명은 산전산후의 신경증, 월경불순, 혈도증이다. 여성질환명만 있어 보험적용이 어려운 측면이 있다.

안면홍조 **계지복령환**

툰

AGE 51

얼굴이 달아오른다며 내원했다. 가미소요산, 그 다음으로 쓴 여신산도 무효했다. 그래서 계지복령환을 투여했다. 이번 약은 잘 들었다며 만족해했다. 그 후 안면홍조 상태에 따라 적절히 복용하도록 지도했다.

계지복령환

기분을 진정		작약 3	구어혈제	
계피 3	복령 3		도인 3	목단피 3

핵심 포인트

계지복령환은 실증 타입 구어혈제 대표처방이다. 도인·목단피·홍화·대황·당귀 같은 구어혈 작용이 있는 약재가 여럿 들어 있으면 구어혈제로 추측할 수 있다.

Level UP 모든 구어혈제는 안면홍조를 호전시키는 작용이 있다고 생각해도 좋다. 무효할 때는 다른 약을 써보면 된다.

계지복령환의 보험병명은 자궁 및 그 부속기의 염증, 자궁내막염, 월경불순, 월경곤란, 대하, 갱년기장애(두통, 어지럼, 안면홍조, 어깨 결림 등), 냉증, 복막염, 타박, 치질, 고환염이다.

183

안면홍조 황련해독탕

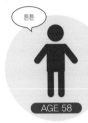

툰툰

AGE 58

약간 혈압이 높다. 혈압강하제를 복용하고 있다. 얼굴이 달아올라 힘들어한다. 양방에선 약이 없다고 했고, 한약을 복용하고 싶다며 내원했다. 황련해독탕을 매 식전 복용하도록 4주치를 처방했다. 안면홍조는 거의 편해졌다. 이어서 3개월간 복용했고 이후에도 증상이 있을 때마다 복용하고 있다.

황련해독탕

사심탕류

| 황금 3 | 황련 2 |

기분을 진정

| 산치자 2 | 황백 1.5 |

핵심 포인트

황련해독탕은 황련과 황금이 들어 있는 대표적인 사심탕류이다. 변비가 있으면 대황이 들어 있는 삼황사심탕이 좋다. 삼황사심탕은 황련 황금 대황으로 구성된다. 기분을 진정시키는 산치자는 없지만, 대황의 진정 작용이 있기 때문에 거의 동등한 효과를 낸다.

Level UP

삼황사심탕은 3가지 약물로 구성되는 간결한 약이다.
삼황사심탕의 보험병명은 고혈압 동반증상(안면홍조, 어깨 결림, 이명, 두중, 불면, 불안), 코피, 치출혈, 변비, 갱년기장애, 혈도증(血道症)이다.

비만 방풍통성산

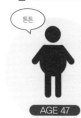

튼튼

AGE 47

근육질 비만체형으로 살을 빼고 싶다. '한약만 복용해서는 살을 뺄 순 없습니다'고 설명하며, 생활습관도 꼭 개선하기로 약속하고 방풍통성산을 복용하기 시작했다. 특히 탄수화물을 줄이도록 지도했다. 그 후 조금씩 살이 빠져 갔다.

방풍통성산

		배농	강력히 식힘	
황금 2	감초 2	길경 2	석고 2	백출 2
구어혈제	승기탕류		피부질환	
대황 1.5	망초 0.7	형개 1.2	연교 1.2	산치자 1.2
				마황제
당귀 1.2	작약 1.2	박하 1.2	방풍 1.2	마황 1.2
천궁 1.2	생강 0.3	활석 3		

핵심 포인트

방풍통성산은 구성 약물수가 많아 18가지이다. 대황과 망초가 들어 있는 승기탕류이다. 마황제이며 배농 작용이 있는 길경, 강력히 식히는 석고가 들어 있다. 형개와 연교가 있기 때문에 피부질환에도 유효하다. 당귀 작약 천궁이 있고 지황이 없으므로 구어혈 작용이 강하다. 산치자가 있어 기분을 안정시킨다. 곧, 튼튼한 타입이며 피부병변이 있고, 변비 경향, 쉽게 흥분되는 사람에게 쓰이는 이미지이다.

Level UP 방풍통성산에는 황금도 들어 있기 때문에 간기능장애 발생에 주의해야 한다. 한약만으로는 절대 비만을 해결할 수 없음도 기억하자.

방풍통성산의 보험병명은 고혈압의 동반증상(두근거림, 어깨 결림, 안면홍조), 비만증, 부종, 변비이다.

비만 **대시호탕**

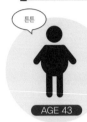

툰툰

비만을 어떻게든 하고 싶다고 한다. '비만은 한약만으론 해결할 수 없다'고 설명했지만 다른 노력도 꼭 할테니 한약을 처방해 달라고 했다. 방풍통성산은 예전에 복용해 봤는데 효과가 없었다. 그래서 대시호탕을 투여했다. 그리고 탄수화물을 반 정도로 줄이도록 지도하자, 뭔가 살이 빠져가기 시작했다.

AGE 43

대시호탕

시호제

| 시호 6 | 황금 3 | | 반하 4 | 작약 3 | 대조 3 |

| 지실 2 | 생강 1 | 구어혈제
대황 1 |

핵심 포인트

대시호탕은 대황이 들어 있는 시호제이다. 그런데 지방연소 작용을 가진 약재는 없다. 만약 지방연소 작용이 있었다면, 그 약재만 많이 섭취하면 살이 빠질 것이다. 특히 비만에 잘 듣는 약이나 건강기능식품이 되었을 것이다. 어깨 결림, 초조함, 소화기 불편감, 숙면감 부족 등 비만의 모든 증상을 개선시킬 가능성을 보고 사용해야 한다.

 Level UP

대시호탕만 복용해서 살이 빠진 사람을 본 적은 없다. 식사 제한이나 조금씩 운동을 하는 노력의 결과로 살이 빠진다.

대시호탕의 보험병명은 담석증, 담낭염, 황달, 간기능장애, 고혈압, 뇌일혈, 두드러기, 위산과다, 급성위장염, 오심, 구토, 식욕부진, 치질, 당뇨병, 노이로제, 불면증이다.

물살 방기황기탕

물살

AGE 63

비만에 듣는 한약을 원했다. 항상 그랬듯 '그런 한약이 있으면 세상에 뚱뚱보들이 다 사라졌을 겁니다'라고 이야기했지만 일단 약을 먹어 보고 싶다고 했다. 그래서 식사제한을 꼭 하겠다는 약속 하에 방기황기탕을 매 식전 복용하도록 처방했다. 1년 만에 수 킬로그램이 줄었다.

방기황기탕

땀을 멈춤	주목	자주 볼 수 있는 조합		
황기 5	방기 5	대조 3	감초 1.5	생강 1

창출 3

핵심 포인트

방기황기탕은 6가지 약재로 구성되는 간결한 처방이다. 그중 대조와 생강, 감초는 식재료 같은 약재이기 때문에 황기와 방기, 창출이 중요한 약재로 알려져 있다. [방기가 들어 있는 한약]은 소경활혈탕, 방기황기탕, 목방기탕이다.

Level UP 방기황기탕이 왜 비만에 잘 듣는지는 아직 명확하지 않다. 아무것도 처방하지 않고 비만 생활지도만하는 방법도 있지만, 그래서는 환자들도 좀처럼 병원에 오지 않으므로, 일단은 부작용 없이 안전하고, 효과가 있을 수 있다고 생각하며 식사제한 지도에 몰두해보자.

방기황기탕의 보험병명은 신염, 신증후군, 임신신, 음낭수종, 비만, 관절염, 옹(癰), 절(癤), 근염, 부종, 피부병, 다한증, 월경불순이다.

식욕부진 육군자탕

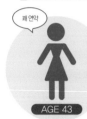

AGE 43

뭐라도 먹으면 바로 배가 부르고, 좀처럼 체중이 늘지 않는다. 최근 40kg 밑으로 떨어졌다. 조금이라도 더 먹어 살이 찌고 싶다고 했다. 육군자탕을 처방했다. 4주 후 특별히 차이는 없었다. 하지만 약이 맛있다고 했다. 3개월이 지나자 식사량이 늘고 1년 후에는 체중이 3kg 증가했다.

육군자탕

사군자탕의 주요 약재				
창출 4	인삼 4	**복령 4**	감초 1	대조 2
이진탕의 주요 약재				
반하 4	진피 2	생강 0.5		

핵심 포인트

사군자탕의 4가지 군약(중요한 약재)은 창출·인삼·감초·복령으로 여기에 진피와 반하를 추가하면 6가지 군약, 곧 육군자탕이 된다. 복령음은 복령·창출·진피·인삼·지실·생강이며 복령음에서 지실을 빼고 반하·대조·감초를 추가한 것이 육군자탕이기도 하다.

Level UP

드물게 매우 연약한 사람들이 육군자탕도 못 먹겠다고 한다. 그럴 때는 사군자탕을 처방해보자. 이때, 맛이 중요한데 육군자탕을 복용해서 몸 상태가 좋아지면 과거엔 맛있던 육군자탕이 왠지 모르게 맛없어지는 경우도 있다. 체질이 변했다는 증거로 약을 중지 또는 변경해야 한다는 신호이다.

복령음의 보험병명은 위염, 위무력, 유음(溜飮)이다. 복령음은 위 출구 협착을 동반한 증상에 주로 쓰이는 이미지가 있다.

식욕부진 **보중익기탕**

중간체형
중간신장

AGE 43

최근 식욕이 없다. 소화기내과에서는 아무 이상도 없다고 했다. 식욕과 힘이 나는 약을 원한다며 내원했다. 보중익기탕을 처방했다. 4주 후 기력이 늘었다. 식욕도 약간 회복되었다. 그 후에도 보중익기탕을 유지했다. 6개월 복용 후 식욕과 기력 모두 개선되었다. 이후 중지했다.

보중익기탕

육군자탕-복령				
창출 4	인삼 4	대조 2	감초 1.5	생강 0.5
황기 4	당귀 3	시호 2	진피 2	승마 1

핵심 포인트

보중익기탕에는 사군자탕의 6가지 구성 약물(복령·인삼·감초·창출·대조·생강) 중에서 복령이 빠진 5가지 약재가 들어 있다. 여기에 황기·당귀·시호·진피·승마를 추가한 처방이다. 사군자탕은 기력을 올려 주는 기본 처방이므로 보중익기탕에서도 기력을 보충하는 효과를 기대해 볼 수 있다.

Level UP 시호와 당귀는 아무래도 허증인 사람에서 위에 부담이 될 수 있으므로 육군자탕 쪽이 조금 더 허약한 사람용 처방이다. 또한 계비탕에도 사군자탕이 들어 있는데, 구성 약물은 창출 · 복령 · 인삼 · 감초 · 산약 · 연육 · 산사자 · 택사 · 진피이다.

계비탕의 보험병명은 위장허약, 만성 위장염, 소화불량, 설사이다.

냉증 당귀사역가오수유생강탕

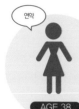

연약

AGE 38

수족냉증을 호소했다. 정석대로 당귀사역가오수유생강탕을 4주 처방했다. 재진 시, 기분이 좋다고 했다. 그래서 1년간 복용했다. 작년 겨울에 비해 눈에 띄게 좋아졌다. 그래도 아직 냉증은 있다.

당귀사역가오수유생강탕

		계지탕		
대조 5	계피 3	작약 3	**감초 2**	생강 1
구어혈제		진통		
당귀 3	목통 3	오수유 2	세신 2	

핵심 포인트

당귀사역가오수유생강탕은 동상 특효약이다. 오수유는 따뜻하게 하는 약재이다. 계피, 당귀도 따뜻하게 하는 약재이다. 당귀사역가오수유생강탕에는 계지탕이 들어 있다. 곧 계지탕+당귀·목통·오수유·세신으로 구성된다.

Level UP

냉증을 호소할 때는 자동적으로 당귀사역가오수유생강탕을 처방하며 그 반응을 보면서 다음 대처 방안을 생각하는 방법도 있다. 좀 더 따뜻하게 하고 싶을 때는 부자말을 추가하면 좋다. 복부를 포함해서 전신이 냉할 때는 진무탕을 쓴다. 얼굴이 달아오르고 목 이하는 차가울 때는 가미소요산도 선택지가 된다.

소화기
순환기
비
뇨기
정신계
운동기
질환
부인과
이비인
후과
안과
피부과
의학
노인
소아과
내과
종양
영기
역타

냉증 진무탕

연약

몸 전체가 차갑다며 내원했다. 배도 차고 설사를 자주 한다. 진
무탕을 투여하자 4주 후 조금 편해졌다. 1년간 유지하자 작년
에 비해 눈에 띄게 건강해졌다. 그럼에도 약간의 냉증은 남아
있다.

AGE 63

진무탕

이수제				강력히 따뜻하게
복령 4	창출 3	작약 3	생강 1.5	부자 0.5

핵심 포인트

진무탕은 부자제이다. 하지만 부자 용량은 하루 고작 0.5g이다. 이 정도로
도 좋은 효과를 보이기도 하나, 부자말을 배량으로 증량하는 것이 좀 더 유
효하다. 아이들에게는 부자 부작용이 잘 나타나나 고령자에서는 적다. 그리
고 냉증 환자에서 부작용이 생길 것을 염려하게 되면 실패할 확률이 크다.
일단 환자가 편해지는 것을 목표로 하자. 1년간 처방하면 대부분은 매우 편
해진다고들 하지만, 아직도 냉하다며 불평하는 사람들도 간혹 있다.

Level UP 진무탕의 보험병명은 위장질환, 위장허약증, 만성 장염, 소화
불량, 위무력증, 위하수증, 신증후군, 복막염, 뇌일혈, 척수질환
에 의한 운동 및 지각마비, 신경쇠약, 고혈압, 심장판막증, 심부
전으로 인한 심계항진, 반신불수, 류마티스관절염, 노인성 소양증으로 다
양하다.

냉증 **가미소요산/오적산**

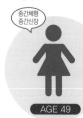

중간체형
중간산장

AGE 49

몸이 차갑다며 내원했다. 잘 들어보니 머리 위로는 땀이 나고 가슴 아래로는 매우 차갑다. 그래서 가미소요산을 투여했다. 4주 후 약간 냉증이 편해졌다 해서 계속 유지했다. 1년 후 냉증 호소는 거의 소실되었으나 알아듣기 힘든 불편감을 호소했다. 비슷한 증례에 오적산이 유효하기도 하다.

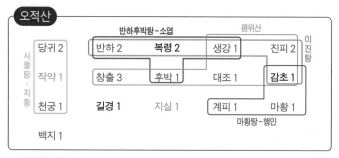

오적산

사물탕—지황	당귀 2	반하후박탕-소엽		평위산		이진탕
		반하 2	복령 2	생강 1	진피 2	
	작약 1	창출 3	후박 1	대조 1	감초 1	
	천궁 1	길경 1	지실 1	계피 1	마황 1	
	백지 1				마황탕-행인	

핵심 포인트

냉증에 오적산을 처방하기도 한다. 오적산은 처방 공부하기엔 좋다.
소반하가복령탕=반하·복령·생강, 반하후박탕(소엽 없음)=반하·후박·복령·생강, 사물탕(지황 없음)=당귀·작약·천궁, 계지탕=계피·작약·감초·대조·생강, 이진탕의 주요 약재 2가지=진피·반하, 마황제=마황
위와 같은 요소가 모두 포함되어 있다.

Level UP 오적산의 보험병명은 위장염, 요통, 신경통, 관절통, 월경통, 두통, 냉증, 갱년기장애, 감기이다.

저림 우차신기환

호흡기
소화기
순환기
비뇨기
신경정신계
운동질환기
부인과
이비인후
안과
피부인
의학노인
소아과
내과종양
영기
역타

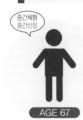

중간체형
중간신장

AGE 67

하지 저림을 호소한다. 당뇨병, 척추관협착증도 있다. 일단 뭐라도 좋아졌으면 해서 한약을 복용하고 싶다. 우차신기환을 4주간 처방했지만 효과가 없었다. 부자말을 1일량 1.5g으로 병용해도 무효했다. 다음 4주간은 하루 용량 3.0g으로 증량했다. 그러자 저림이 급격히 좋아졌다.

우차신기환

지황 5	우슬 3	산수유 3	산약 3	차전자 3
택사 3	복령 3	목단피 3	계피 1	강력히 따뜻하게 부자 1

핵심 포인트

한약은 대부분 끓여서 만든다. ○○탕이라는 것은 모두 달인 약이다. 반면 ○○산은 여러 약재를 분쇄한 것이다. ○○환은 산을 꿀로 빚어 환제로 만든 것이다. 하지만 ○○산료, ○○환료가 되면 산제나 환제 분량을 달인 것이다. 쯔무라 보험적용 한방엑기스제는 모두 달인약의 엑기스제이다. 따라서 열을 가하더라도 전혀 문제가 되지 않는다.

Level UP

우차신기환의 보험병명은 하지통, 요통, 저림, 노인의 침침한 눈, 가려움, 배뇨곤란, 빈뇨, 부종이다.

또한 팔미지황환의 보험병명은 신염, 당뇨병, 음위, 좌골신경통, 요통, 각기, 방광염, 전립선비대, 고혈압이다.

덧붙여 육미환의 보험병명은 배뇨곤란, 빈뇨, 부종, 가려움이다.

더위 먹음 청서익기탕

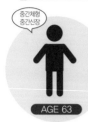

중간체형
중간신장

AGE 63

한여름 더운 날 옥외에서 일을 심하게 했더니 힘들다며 내원했다. 한약을 복용하고 싶다. 생체 징후에는 변화가 없어 가벼운 열사병, 이른바 더위 먹음이라고 생각했다. 그래서 오령산을 3회 투여하고, 이후에는 청서익기탕을 4주간 처방했다. 청서익기탕을 복용하자 일을 잘할 수 있게 되었다.

청서익기탕

생맥산		삼기제		
오미자 1	맥문동 3.5	인삼 3.5	황기 3	진피 3
당귀 3	창출 3.5	황백 1	감초 1	

핵심 포인트

청서익기탕은 인삼과 황기가 들어 있는 삼기제이다. 그리고 맥문동과 오미자가 들어 있다는 점에도 주목하자. 맥문동+오미자+인삼은 생맥산으로 불리며 원기를 넣어주는 약이다. 오츠카 케이세츠 선생은 미맥익기탕=보중익기탕+오미자·맥문동을 애용했는데, 이는 청서익기탕과 비슷한 효과를 보인다. 보험적용 한방엑기스제로 미맥익기탕을 구성하려면 맥문동탕+보중익기탕을 하면 된다.

Level UP 청서익기탕은 더위 먹음 버전의 삼기제로 기억해 두면 되는데, 특별히 꼭 여름에만 쓸 필요는 없다. 오히려 생맥산이 들어 있는 한약으로 이해해 두는 편이 진료 시 사용하기 편하다.

청서익기탕의 보험병명은 더위 먹음, 더위로 인한 식욕부진, 설사, 전신권태, 여름철 야윔이다.

술 마시기 전 **황련해독탕**
술 마셨으면 **오령산**

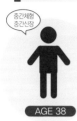

중간체형
중간산장

접대자리가 연일 계속되어 힘들다. 뭔가 좋은 한약은 없는지 상담 받으러 왔다. 술 마시기 전에는 황련해독탕을 복용하고, 술을 마셨으면 오령산을 복용하도록 했다. 이후 너무 좋다며 더 복용하고 싶다고 했다.

AGE 38

황련해독탕

| 황금 3 | 황련 2 | 산치자 2 | 황백 1.5 |

오령산

| 택사 4 | 창출 3 | 저령 3 | 복령 3 | 계피 1.5 |

핵심 포인트

오령산과 황련해독탕 모두 혈허나 어혈에 관련된 당귀·작약·천궁·지황·목단피·도인·대황·홍화 등이 들어 있지 않다. '기(氣)'와 '수(水)'에 관한 약재들뿐이다. 황련해독탕과 오령산 조합으로 나온 위장관약도 있는데, 이 약이 매우 좋다는 사람이 있는가하면 전혀 듣지 않는다는 사람도 있다. 한약은 각각의 사람에게 맞는 약과 맞지 않는 약이 있다. 덧붙이자면 난 두 약모두 잘 듣지 않는다.

 Level UP 황련해독탕의 보험병명은 코피, 고혈압, 불면증, 노이로제, 위염, 숙취, 혈도증(血道症), 어지럼, 두근거림, 습진 및 피부병, 피부소양증이다.

그리고 오령산의 보험병명은 부종, 신증후군, 숙취, 급성 위장염, 설사, 오심, 구토, 어지럼, 위내정수(胃內停水), 두통, 요독증, 더위 먹음, 당뇨병이다.

인후 불편감 **반하후박탕**

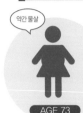

약간 물살

AGE 73

내과, 정형외과, 안과, 피부과, 이비인후과 여러 곳을 다녔다. 가장 힘든 것은 인후 불편감이라고 한다. 어딜 가더라도 상담 만하고 문제없다는 이야기를 한다. 그래서 한약을 복용하고 싶다며 내원했다. 반하후박탕을 4주간 처방했더니, 뭔가 조금 좋다고 했다. 그 후 1년 이상 복용했다. 복용을 빼먹으면 인후 불편감이 심해져 계속 복용하길 희망했다.

반하후박탕

소반하가복령탕			기분을 진정	
반하 6	**복령 5**	생강 1	후박 3	소엽 2

핵심 포인트

반하후박탕은 5가지 약재로 구성되는 간결한 한약이다. 소반하가복령탕(복령·반하·생강)에 후박과 소엽 조합이 들어 있다. 후박과 소엽이 키(key) 약재이다.

Level UP

확실히 일상외래에서 무엇이라도 좋으니 가장 힘든 점을 이야기해 달라고 해보면, 인후 불편감을 호소하는 경우가 적지 않다.

반하후박탕의 보험병명은 불안신경증, 신경성 위염, 입덧, 기침, 쉰 목소리, 신경성 식도협착증, 불면증이다.

장딴지 쥐 **작약감초탕**

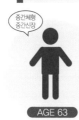

중간체형
중간신장

AGE 63

장딴지 쥐가 매일, 새벽녘에 일어난다. 작약감초탕을 취침 전 복용하도록 했다. 4주 후, 장딴지 쥐가 주 1회로 줄었다. 계속 복용하길 희망했지만 팔미지황환을 매 식전 복용하도록 변경했다. 작약감초탕은 만약 쥐가 나면 그때 복용하도록 했다. 그 후 순조롭게 지내고 있다.

작약감초탕

주의
감초 6   작약 6

핵심 포인트

작약감초탕은 작약과 감초 2가지 약재로 구성되는 간결한 한약이다. 구성 약재수가 적으면 끊는 맛도 좋은데, 막연하게 투여하다 보면 내성이 생긴다. 이 처방 외에 진무탕이나 황련해독탕으로 장딴지 쥐를 고치는 경우도 있다.

Level UP 　작약감초탕 장기 투여는 가성알도스테론증 우려가 있어 주의가 필요하다. 또한 막연하게 구성 약물이 적은 한약을 투여하다 보면 내성이 생겨 버린다. 그래서 어느 정도 장딴지 쥐가 호전되면 작약감초탕은 증상이 있을 때만 복용하도록 하고, 팔미지황환이나 우차신기환 정기 복용으로 변경하는 것이 좋다.

하지정맥류 심부정맥혈전증 계지복령환

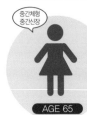

심부정맥혈전증을 수년 전 앓았고, 그 후 다리가 무겁다. 의료용 압박스타킹을 사용하곤 있으나 증상은 개선되지 않는다. 궤양은 없다. 그래서 계지복령환을 매 식전 복용하도록 처방했다. 4주 후 약간 편해졌다. 그 후 1년간 유지하자 증상은 상당히 호전되었다. 현재도 복용하고 있다.

AGE 65

계지복령환

계피 3	작약 3	복령 3	구어혈제	
			도인 3	목단피 3

핵심 포인트

[목단피가 들어 있는 한약]은 육미환, 팔미지황환, 우차신기환 같은 3가지 육미환류이며, 이 외에 계지복령환, 계지복령환가의이인, 대황목단피탕, 온경탕, 가미소요산까지 5가지 처방은 모두 구어혈제이다. 그래서 목단피가 들어 있고 육미환류만 아니라면 구어혈제라고 생각해도 좋다. 육미환에 구어혈 효과가 약간 있다고 생각해도 좋지만, 역시 신허약(腎虛藥)으로 기억해 두는 것이 처방 선택에 도움이 된다.

Level UP
혈관외과의인 나는 하지정맥류나 심부정맥혈전증의 하지 무거움, 부종 등의 증상을 보이는 환자 1천 명 가까이에게 계지복령환을 투여했으나, 현재 부작용은 제로다. 계지복령환은 실증 경향의 구어혈제라고 하나, 대황이나 마황이 들어 있지 않기 때문에 허증인 사람에게 투여하더라도 효과가 없을 뿐 힘들다고 호소할 일은 거의 없다.

림프부종 **시령탕**

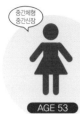

중간체형
중간신장

AGE 53

10년 이상 전 자궁암 수술을 받아 좌하지 림프부종이 생겼다. 의료용 압박스타킹을 사용하고 있지만 매년 1, 2회 연조직염이 발생하여 고열이 나곤 한다. 추후의 치료를 상담하기 위해 내원했다. 시령탕을 투여하기 시작했다. 1년간 치료해도 하퇴의 둘레는 2cm 감소한 정도였다. 하지만 연조직염은 한 번도 일어나지 않았다며 이후에도 계속 복용하길 원했다.

시령탕

		오령산	사군자탕	
계피 2	저령 3	택사 5	창출 3	복령 3
		소시호탕		
시호 7	황금 3	반하 5	인삼 3	감초 2
			대조 3	생강 1

핵심 포인트

이수제의 왕은 오령산 그리고 저령탕이다. 오령산과 소시호탕을 합친 것이 시령탕이다. 반면 저령탕과 소시호탕을 합쳐 쓸 일은 그다지 없다.

Level UP 연조직염이 생기면 항생제와 해열진통제로 치료하는데, 연조직염의 빈도를 줄여 주는 약은 없기 때문에 나는 림프부종인 사람들마다 시령탕을 처방한다. 그리고 시령탕이 확실히 연조직염 빈도를 줄여준다고 느끼고 있다.

시령탕의 보험병명은 수양성 설사, 급성 위장염, 더위 탐, 부종이다.

복부팽만감 대건중탕

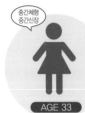

배가 부르고 방귀 냄새가 심해 곤란하다며 상담차 내원했다. 대건중탕을 1포 매 식전 복용하도록 했다. 4주 후 재진 시에 방귀냄새가 사라졌다며 매우 기뻐했다. 스스로 몸 상태에 맞춰 적절히 복용하도록 지도했다.

대건중탕

건강 5　　　　인삼 3　　　　산초 2　　　　교이

핵심 포인트

방귀를 줄이는 작용을 구풍작용(驅風作用)이라고 하는데, 그 대표적인 약재가 회향이다. 회향이 들어 있는 한약은 안중산뿐이며 안중산도 배부름 증상에 유효하다. 방귀냄새가 신경 쓰였기 때문에 그 냄새만 사라졌으면 문제없는 것이다. 대건중탕을 복용해서 팽만감이 줄어들면 방귀냄새도 줄어드는 경우가 많다.

Level UP　　대건중탕은 가장 많이 팔리는 보험적용 한방엑기스제이다. 재미있는 것은 대건중탕이 비치된 병원에선 다른 한약도 비슷하게 많이 사용된다는 점이다. 대건중탕을 사용해 봐서 조금이라도 한약이 나쁘지 않다는 느낌을 받은 의사들은 한약을 다양한 질환에 활용하게 되는 다음 스텝으로 나가게 되는 것이다.

동상 당귀사역가오수유생강탕

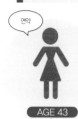

연약

AGE 43

어릴 적부터 겨울이 되면 동상이 생긴다. 어른이 되어서도 동상으로 힘들다고 한다. 피부과에서 바르는 약을 받았지만 치료되지 않아 내원했다. 그래서 당귀사역가오수유생강탕을 매 식전 투여하도록 했다. 8개월 후였던 이번 겨울에는 동상이 전혀 발생하지 않았다. 이런 적은 처음이라며 기뻐했다.

당귀사역가오수유생강탕

	계지탕			
대조 5	계피 3	작약 3	**감초 2**	생강 1
구어혈제		진통		
당귀 3	목통 3	오수유 2	세신 2	

핵심 포인트

동상을 개선시킬 수 있게끔 말초순환부전에 직접 작용하는 약재는 없다. 항(抗)혈소판 작용이 있는 약재도 없다. 교과서적으로는 다양한 작용이 기록되어 있으나, 모두 미미한 작용이다. 그런 약재의 작은 힘의 합산으로 꽤 효과를 내는 것이 한약의 매력이다.

Level UP 약재나 한약에 양약과 비슷한 효과가 있다면 어느 의미에선 대단한 일이다. 현대의학에서는 그 작용을 설명할 수 없는 것이야말로, 식사의 연장선이라는 이미지야말로, 힘들어하고 있는 환자들에게 이것저것 시도해 볼 수 있는 이유가 된다. 수술이나 위 내시경검사, 조영 CT검사, 발치 등을 하기 전에 꼭 끊어야만 할 한약은 없다.

갈증 **백호가인삼탕**

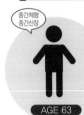

중간체형
중간산장

갈증이 심하다며 내원했다. 내과에서는 당뇨병을 포함한 다양한 질환 가능성은 없다고 들었다. 그래서 백호가인삼탕을 투여했다. 그러자 4주 후에는 갈증이 편해졌다. 그 후 적절히 증상에 따라 복용하도록 지시했다.

AGE 63

백호가인삼탕

강력히 식힘
석고 15

주목
지모 5

감초 2

인삼 1.5

갱미 8

핵심 포인트

[지모가 들어 있는 한약]은 백호가인삼탕, 산조인탕, 자음지보탕, 신이청폐탕, 자음강화탕, 소풍산, 지모는 석고와 비슷하게 식히는 작용이 있는 약재이다.

갈증은 당뇨병의 한 징후이다. 하지만 당뇨병이나 결합조직질환이 없이 갈증만을 호소하면 서양의학에서는 대처하기 힘들다. 그럴 때 바로 한약이 나설 시점이다. 한약은 당뇨병이라는 개념이 없던 시절부터 있었던 경험지이다. 호소만으로 한약을 선택하더라도 효과가 난다. 효과가 없는 경우도 물론 있다.

Level UP

백호가인삼탕의 보험병명도 목의 갈증과 상열감이 있는 상황으로 되어 있다. 또한 보험병명에 갈증이 들어 있는 것은 백호가인삼탕뿐이다.

한방 연고 자운고

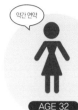

약간 연약

AGE 32

어릴 적부터 아토피가 있다. 피부가 거칠거칠해 보여서 아토피로 고생했음을 알 수 있었다. 스테로이드 복용과 연고도포를 수년간 했다. 다른 치료를 뭐라도 해보고 싶어 내원했다. 현재 약은 유지하며 온청음을 복용하고, 자운고를 도포하도록 했다. '자운고는 끈적끈적하며 자색물이 들지만, 한번 시도해 볼 가치가 있으니 발라보세요'라며 권했다. 재진 시, 자운고는 확실히 끈적끈적하지만 몇 번씩 발라도 괜찮다고 들어서 여기저기 많이 발랐는데 꽤 편해졌다고 했다. 효과는 스테로이드제와 비슷한데, 사용량을 신경 쓰지 않아도 좋아 무엇보다 안심이라고 했다.

자운고

호마유 100g 자근 10g 당귀 10g 엑기스에 백납 27g과 돼지기름 1.8g을 추가하여 100g이 되게 한다.

핵심 포인트

호마유와 돼지기름이 들어 있어 끈적끈적하다. 또한 자근이 자색이기 때문에 시트나 패드가 자색으로 물들기도 한다. 그래서 바르고 그대로 누워있기 어렵다는 것이 결점이고, 호불호가 갈리는 연고제이다.

Level UP   자운고는 물론 스테로이드를 함유하고 있지 않으므로 어디에나 여기저기 발라도 문제가 되지 않는다. 치질, 화상, 피부소양증, 동상, 손발 틈, 열상, 아토피 등 어디에나 바르면 좋다.
자운고의 보험병명은 화상, 치핵에 의한 통증, 항문열상이다.

III장

에필로그

처방이 생각나지 않을 때 피로
보중익기탕

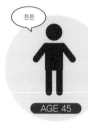

툰툰

AGE 45

엘리트 샐러리맨. 감기에 걸리면 갈근탕을 복용하는 한방팬이다. 매일매일 바쁘다. 야간 빈뇨가 있어 힘들다. 꽃가루 알레르기도 심하다. 요통도 있다. 바쁘고 피로하지만 밤에는 숙면을 취하지 못한다. 이와 같이 다양한 호소를 했다. 감기 초기에는 갈근탕을 복용하면 잘 듣는다는 점에서 딱 보기엔 실증으로 보인다. 그러다보니 좀처럼 적당한 한약이 떠오르질 않았다. 하지만 사실 크게 고민하지 않았다. 본인이 피곤하다고 했던 것처럼 딱 보기에도 피곤해 보였다. 보중익기탕을 하루 3회 적절히 복용하도록 했다. 4주 후 상태가 좋아졌다. 이후 약 1년간 유지했다. 다양한 증상이 문제가 되지 않을 정도로 안정되었다며 기뻐했다.

모던 한방의 비결

환자가 다양한 호소를 해서 곤란한 경우가 참 많다. 증상을 한 가지씩만 이야기하면 플로차트대로 처방하는 것도 가능한데, 다양한 증상을 한 번에 호소해 버리면 힘들어진다. 다양한 호소를 만났을 때의 대책 중 하나는 가장 힘들다고 호소하는 것에 맞춰 처방하는 것이다. 그렇게 하면 다양한 호소가 같이 치료되는 경험을 할 수 있다. 한방의 매력을 체감할 수 있는 순간이다. 그리고 치료가 되면 다음 증상으로 넘어가 대처해 보면 된다.

다양한 호소에 맞춰 여러 한약을 동시에 처방해선 안 된다. 우선 한약은 약재수가 늘면 효과가 줄어든다. 그리고 여러 약을 함께 썼다가 좋아졌을 때는 도대체 어떤 약이 들어먹은 것인지를 알 수 없다. 돌아가더라도 되도록 적은 수의 한약으로 대처하자. 가능하면 1종류씩 사용하여 대처하는 것이 좋다.

자! 한약의 매력은 몸 전체를 치료하는 것이다. 그것을 쉽게 체감할 수 있는 것이 바로 삼기제이다. 그중 왕이 보중익기탕이다. 피로를 호소한다면 보중익기탕을 일단 처방해 보는 것이 좋겠다. 하지만 보중익기탕에만 얽매이면 안 된다. 다른 삼기제를 쓸 수 없다. 어느 정도 보중익기탕에 익숙해지면, 다른 9가지 삼기제 엑기스를 '피로'라는 호소에 처방해 보는 것도 좋다.

처방이 생각나지 않을 때 위(胃)불편감
육군자탕

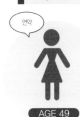

연약

AGE 49

여러 의사에게 다녀봤으나 낫질 않는다며 내원했다. 피부색은 하얗고 연약하며 목소리가 작다. 집중력이 떨어져 자격시험 공부를 잘못하겠다고 했다. 냉증, 불면, 가벼운 설사, 꽃가루 알레르기는 기본이고 음식을 먹으면 바로 위(胃)불편감이 생겨 만복감을 느낀다고 했다. 지적인 인상이다. 대화 내용이 논리적이며 같은 내용을 계속 반복하지 않는다. 이런 경우 일단 난감하다. 하지만 그리 어렵지 않았다. 이런 '위불편감'이나 '식욕부진'을 호소하는 사람들에게는 육군자탕으로 여러 번 치료해본 경험이 있기 때문이다. 4주간 투여하자 변화가 없다고 했다. 조금도 나아지지 않았는가 물어보니, 조금은 나은듯한 기분이 든다고 했다. 지금까지 여기저기서 치료하지 못했던 다양한 증상이니 꾸준히 복용해 보라고 했다. 육군자탕이 맛은 좋다고 했다. 1년 투여하자 체중이 늘고, 몸과 목소리에 힘이 났다. 본인도 육군자탕이 좋음을 이해한 것 같다. 거의 건강해졌으며 지금도 통원 중이다.

모던 한방의 비결

육군자탕도 신기한 약이다. 다양한 증상에 듣는다. 삼기제는 튼튼한 타입의 사람이 일시적으로 피곤할 때에도 사용할 수 있는 것에 비해 육군자탕은 튼튼한 타입에 처방할 일은 거의 없다. 내가 가지고 있는 이미지가 그렇다. 육군자탕으로 꽃가루 알레르기를 치료한 경험도 있다. 꽃가루 알레르기에 직접 유효한 약재는 없다. 체질이 변해서 다양한 증상이 치료된 것 아닐까 생각해 본다. 체질을 바꾸면서 치료할 수 있다면, 이 처방을 찬찬히 지속하는 것도 좋다. 4주 후 재진 시에는 불편한 점이 없었는지 확인하는 것으로 충분했다. 맛을 물어봐도 좋다고 했다. 너무 달아서 복용할 수가 없다고 하면 중지하면 된다. 이렇게 맛은 한약을 더 복용할지를 결정하는 단서가 된다. 지금까지 맛있었던 한약이 왠지 맛없게 느껴진다면 종료해야 할 타이밍이 된 것이다.

처방이 생각나지 않을 때 심신증 같은 상황
시호계지탕

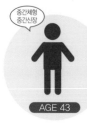

중간체형
중간신장

AGE 43

타 병원에서 '만성 복막염'으로 진단을 받았다. 소개를 통해 내원했다. 충수염 수술은 20년 전 받았는데, 우하복부가 가끔씩 아프다고 했다. 소화기내과에서 의뢰되었는데, 이미 위나 대장 내시경검사 상에선 이상이 없었다. 스트레스가 있으면 증상이 발생하는 경향도 있다. 소화기내과에서 만성 복막염이라는 병명을 붙여 주어서인지 더욱 힘들어진 것 같다. 당연히 나도 곤란했다. 채혈검사에서도 이상이 없었고, 조금은 심신증 경향으로 보여 시호계지탕을 4주간 복용해 보기로 했다. 4주 후 재진 시에는 뭔가 좋은 느낌이 든다고 했다. 그래서 10개월간 제대로 복용하도록 했다. 그러자 상당히 좋아졌고 이후에는 적절히 복용하도록 했다.

모던 한방의 비결

타 병원에서 해결이 되지 않아, 열심히 찾아내 외래에 방문하는 경우도 적지 않다. 서양의학으로 치료되지 않는 호소나 병, 증상이 한약으로 마법처럼 나아 버릴 수는 없다고 생각하는 것이 우선 중요하다. 물론 드물게 기적처럼 '딱!'하고 나아 버리는 경우도 있다. 하지만 드문 일이라는 것을 명심하는 것이 의사에게도, 환자에게도 좋다. 일단 그런 인식을 가지고 조금이라도 증상이 편해지게 하자하면 한약은 상당히 그 역할을 한다. 4주 후 조금이라도 좋아졌다면 계속 복용하면 된다. 보다 좋은 한약을 찾아보려고 하기 보다는 조금이라도 좋아졌다면 유지하는 것이다. 만에 하나 시간이 해결하지도 모를 일이다. 그렇더라도 좋다. 우리는 환자를 치료하고 싶은 것일 뿐이니까. 그걸 위해 한약이 직접, 간접적으로 역할을 할 수 있다면 충분하다. 시호계지탕의 보험병명은 감기, 유행성 독감, 폐렴, 폐결핵과 같은 열성질환, 위궤양, 십이지장궤양, 담낭염, 담석, 간기능장애, 췌장염 등의 명치부 긴장통증 등이다. 호흡기와 소화기질환뿐이다.

처방이 생각나지 않을 때 어떤 호소든
시호계지탕

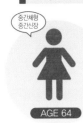

중간체형
중간신장

AGE 64

1년 전까지 회사를 열심히 경영하던 여성 사장이다. 그 후 다양한 불편감이 나타나 주변의 유명 병원에서 진료를 받았다. 내과, 심료내과, 정형외과, 이비인후과 등에서 치료를 해도 나아지지 않았다. 심료내과에서 SSRI를 처방했고, 증상이 극단적으로 악화되어 약 먹기가 두렵다며 외래에 내원했다. 증상은 우울 경향, 식욕이 없음, 기력 없음, 걸음걸이가 느림, 요통, 변비 등이었다. 잘 모르겠다. 그럴 때는 시호계지탕이다. 2주간 투여하고 2주 후 외래 제일 마지막으로 예약을 넣어뒀다. 15분 정도 이야기를 들을 시간을 만들어두고 이야기를 들어보니 일이 순조롭지 않았고 그로 인해 힘들었던 것 같았다. 초조해 하지 않으면 시간이 해결해줄 것이라고 설명하고 시호계지탕을 계속 복용시켰다. 서양의학적 검사는 타병원에서 진행하도록 했다. 양약은 최소한으로 유지하며 1년 후 거의 좋아졌다.

모던 한방의 비결

한 가지 진료팁을 제시하자면, 환자를 되도록 기다리지 않게 해야 한다. 외래가 늦어지면 기다린 환자들은 지금까지 기다렸으니 조금 더 이야길 나눌 기대를 하게 된다. 호소가 많은 환자에게 30분 시간을 할애하면 다음번에도 30분을 기대한다. 나는 길어도 10분을 할애한다. 그 이상 이야기를 듣고 싶을 때는 제일 마지막에 진료를 잡든지 한다. 그리고 특별히 대화를 나눈다. 또는 매일 내원해도 된다고 한다. 그럴 때 시간을 벌 수 있는 처방이 시호계지탕이다. 시간을 끄는 동안 기대 이상으로 유효하기도 한다. 양약 투여 과다로 호소가 생기는 경우도 있다. 서양의학이나 한약의 장점과 단점을 이해해서 환자를 치료하는 것이 좋다.

처방이 생각나지 않을 때 따뜻하게 해보자
진무탕

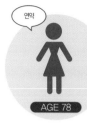

연약

AGE 78

허통증으로 구강외과에 다니는 중이다. 3년간 전혀 낫질 않아 다른 한방의사에게도 다녔다. 지금까지 복용해 본 한약은 가미소요산, 시박탕, 반하후박탕, 시호가용골모려탕 등이었다. 본인 말로는 모두 효과가 없었다. 내 외래에서 허통증에 효과를 보였던 한약은 가미소요산, 시박탕, 소시호탕, 시호계지탕 등이었다. 모두 예전에 썼었던 것이었다. 아니면 비슷한 처방이었다. 큰일이었다. 그래서 연세 많은 분들에게 자주 쓰는 진무탕 (眞武湯)을 쓰며 상태를 지켜보기로 했다. 4주 후 조금 나아졌다고 했다. 그래서 1년간 유지했다. 구강외과에서도 놀랐던 것같다. 그 후 다른 허통증 환자에게 처방해도 잘 듣는 경우가 있었다.

모던 한방의 비결

진무탕은 허증용 갈근탕이라고 할 정도로 폭넓은 호소에 사용할 수 있는 한약이다. 부자제로 고령자나 냉증인 사람에게 좋다. 일단 처방 선택이 어려우면 한 번 써보는 게 좋겠다. 수비 범위가 넓기 때문에 예상 이상으로 효과적이다.

타병원에서 이미 처방되었을 때, 또는 나 스스로도 이미 처방했던 약도 시간이 지나고 나면 그것이 유효하기도 하다. 또한 사실 유효했는데 환자가 제대로 그것을 캐치하지 못해 무효로 이야기하고, 처방을 변경했을 가능성도 있다. 곧, 이전에 복용했다고 하더라도 돌고 돌아 해결책이 나오지 않을 때는 처방해 보는 수도 있다. 중요한 것은 조금이라도 좋아지는 것이다. 조금이라도 도움이 되는 한약을 찾아내는 것이다. 그걸 찾았다면 그 처방을 쭉 복용하면 된다. 시간도 병이나 증상을 개선시켜 준다. 한약은 거기에 도움을 줄 수 있다.

처방이 생각나지 않을 때 튼튼한 사람
대시호탕+계지복령환

튼튼

AGE 47

비만, 숙면감 부족, 변비, 어깨 결림, 빈뇨, 발기부전, 요통 등을 호소했다. 호소에 비하면 건장하다. 본인도 어느 정도는 버틸 수 있겠다고 하나 조금이라도 편해지고 싶고, 살을 빼고 싶은데, 적당한 한약이 없는지 상담하러 내원했다. 정체를 잘 알 수 없는 여러 호소에 대응하기 위해 대시호탕+계지복령환을 처방해 봤다. 다른 때와 마찬가지로 4주간 처방했다. 재진 시에 대변 상태가 좋아졌고 다른 호소도 왠지 모르게 좋아졌다고 했다. 1년 후에는 발기부전도 좋아졌다.

모던 한방의 비결

대시호탕+계지복령환은 나도 복용하는 한약이다. 이 한약이 잘 들어서 한방을 싫어하지 않게 되었다. 정합성이 없고 모순 가득한 것이라고 생각했던 한방의 바다를 지금은 기분 좋게 헤엄쳐 다니고 있다. 이전에 과학자였던 나는 한방에서 이치를 찾았다. 하지만 중요한 것은 이치가 아님을 알게 되었다. 나는 과학자이기 이전에 임상의다. 환자를 치료하고 싶었다. 그런 입장에 서보니 원했던 이치가 없더라도 효과만 있으면 그만이었다.

의심이 많은 나는 증례보고를 믿지 않는다. 하지만 나 자신이나 우리 가족에게 해본 경험은 확실했다. 그리고 내 환자들을 진료할 때의 경험도 진실이었다. 그런 경험의 축적이 바로 한약이다. 한약 사용에 일단 익숙해지면 잘 쓸 수 있다. 곧 나와 체격이 비슷한 사람에 대한 치료를 잘할 수 있게 되는 것이다. 확실히 그렇다. 대시호탕+계지복령환의 매력은 스스로가 가장 잘 안다. 이 처방은 마쓰다 구니오 선생의 스승인 오츠카 케이세츠 선생의 스승, 유모토 큐신 선생이 애용하던 처방이라고 한다. 발기부전도 치료한다는 것은 서양의학적 상식에선 믿기지 않는다. 하지만 경험상으로 그렇다.

처방이 생각나지 않을 때 약한 사람
소시호탕+당귀작약산

연약

AGE 27

복통으로 타 병원에서 소개받아 내원했다. 우하복부가 때때로 아프다. 일을 쉴수록 더 아프다. 생리통과는 다르다. 부인과나 외과에서 이런저런 검사를 했지만 이상 없다는 소견만 들었다. 한약을 복용해 본 적은 없다. 생리통도 보통 사람들보다 심했다. 서양의학적으로 이상이 없는 복통은 역시 치료가 어렵다. 시호계지탕을 처방할지, 연약하니까 소시호탕+당귀작약산으로 처방할지 고민한 결과, 하복부 통증은 어혈로 볼 수 있다고 생각하여 구어혈제가 들어 있는 후자를 선택했다. 4주간은 불변이었다. 3개월 후 조금 나아졌다. 그리고 1년을 복용하자 환자 스스로도 나았다고 이야길 했다.

모던 한방의 비결

소시호탕+당귀작약산도 유모토 큐신(1876~1941) 선생의 애용 처방이다. 만성 질환이 있는 사람에게는 우선 체격에 따라 대시호탕+계지복령환이나 소시호탕+당귀작약산을 처방하고, 그 후 경과를 관찰 또는 약 변경을 결정하는 경우가 많은 것 같다. 그 정도로 폭넓게 듣는다. 어혈의 개념은 폭넓게 보아야 한방다움을 체감할 수 있고, 처방 선택에 유효하다. 처음에는 구어혈제로 편해졌던 증상을 모두 어혈로 생각해 보는 것이 좋다. 어혈을 암시하는 소견 중 하나는 하복부 압통이다. 유모토 큐신은 하복부 압통이 없더라도 구어혈제를 많이 썼다. 오츠카 케이세츠 선생이 물어보니 '어혈은 숨어있다'고 이야기했다고 한다. 왠지 잘 모르겠다며 불신하기 보다는 구어혈제는 그 정도로 폭넓게 사용될 수 있다고 이해하는 편이 처방을 선택해 가는데 유익하다. 우리들 임상의는 환자를 낫게 하고 싶은 것일 뿐이니까.

처방이 생각나지 않을 때 기(氣)순환 개선
반하후박탕

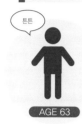

툰툰

AGE 63

중역 타입의 일을 굉장히 좋아하는 남성이다. 왠지 최근 몸 상태가 좋지 않다. 불면, 어깨 결림, 초조함, 변비, 고혈압 등을 호소했다. 우차신기환증이라는 느낌은 없어 역시 대시호탕을 투여했다. 4주 후 그다지 변화가 없어 대시호탕+계지복령환으로 변경했는데, 그래도 변화가 없었다. 보중익기탕도 무효했다. 그래서 반하후박탕을 투여하자 몸 상태가 좋아졌다.

모던 한방의 비결

반하후박탕은 소반하가복령탕(복령·반하·생강)에 후박과 소엽을 추가한 것이다. 인후 불편감이 처방 선택의 힌트가 되는 약이다. 하지만 인후 불편감이 없더라도, 꼭 기순환이 나빠보이지는 않더라도 적절한 처방을 찾기 어려울 때 사용해 볼 수 있는 약이다. 인후 불편감은 여성이 많은 것 같다. 그리고 실제로 반하후박탕은 여성에게 자주 처방된다. 기순환이 나쁘다는 측면에서는 가미소요산을 처방해 봐도 재밌다. 반하후박탕과 가미소요산을 여성만을 위한 약이라고 한정지어 버리면 응용 범위가 좁아져 버린다. 한방에 남성만을 위한 약, 여성만을 위한 약은 없다. 이것저것 모두 시도해 보길 바란다.

인후 불편감은 누구나 한 번씩 경험한다. 내 경우엔 라디오 생방송 스튜디오에서 부르면 본 방 전에 기침이 제대로 나오지 않는 것 같아지고, 물을 마시고 싶어진다. 평소엔 이런 일이 잘 없는데 갑자기 인후 불편감을 느끼게 되는 것이다. 약간 긴장해서 생기는 것 같다.

처방이 생각나지 않을 때 기(氣)순환 개선
향소산

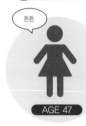

튼튼

AGE 47

최근 피곤해서 일을 잘못하겠다며 상담차 내원했다. '피로'를 키워드로 보중익기탕을 처방해도 전혀 효과가 없었다. 그래서 십전대보탕이나 가미귀비탕을 시도해도 무효했다. 약효에 대한 반응은 캐리어우먼처럼 명확하게 전해주었다. 기분 문제는 아닌 듯 했는데, 다른 방법이 없어 향소산을 처방해 보았다. 그러자 4주 후 '그 약 정말 좋다'며 매우 기뻐했다. 이후 향소산을 적절히 복용하면서 피로도 줄고, 일도 순조롭게 잘할 수 있게 되었다.

모던 한방의 비결

향소산은 향부자·소엽·진피·감초·생강으로 구성된 한약이다. 향부자와 소엽이라는 기에 작용하는 약[氣劑]과 식욕을 증진시키는 위약(胃藥)인 진피, 이외 감초와 생강이 들어 있는 간결한 조합이다. 이것으로 피로가 잡히는 이유는 알 수 없다. 기분을 맑게 하는 향소산이 유효했다는 것은 숨은 기울(氣鬱)같은 증상이 있었던 것이 아닐까? 이치는 무엇이든 상관없다. 향소산이 듣는다는 경험지를 기억하자.

나는 향소산(香蘇散)을 자주 쓴다. 감초가 있으므로 가성 알도스테론증에 조금씩 주의를 기울이는 정도로 편하게 사용할 수 있는 최고의 약이라고 생각한다.

처방이 생각나지 않을 때 수분 밸런스 개선
오령산

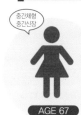

중간체형
중간신장

AGE 67

혀통증으로 구강외과에 다니는 중이다. 내과에서 결합조직질환은 아니라고 들었다. 이 혀통증의 불편감을 해소하고 싶다고 왔다. 가미소요산, 시박탕, 시호계지탕, 진무탕 등이 무효했다. 그래서 오령산에 소시호탕을 추가한 처방인 시령탕을 투여했다. 4주 후 조금 나아졌다. 그 후 반년 가깝게 복용하고 증상은 안정되었으며 이후 적절히 복용하게 되었다.

모던 한방의 비결

'괴병(怪病)은 수(水)의 변(變)'이라고 한다. 잘 모르겠는 병은 수독(水毒)을 의심하라는 말이다. 우선, 수독은 수분의 언밸런스이다. 이수제의 대표가 바로 오령산이다. 하지만 이수제는 폭넓다. 한 가지 이해하는 방식은 이수제를 협의의 이수제(利水劑, 소변량을 늘리고 수분의 언밸런스를 개선시키는 것), 구수제(驅水劑, 소변량 증가는 무관하며, 수분의 언밸런스를 개선시키는 것), 거담진해제(祛痰鎮咳劑, 수분의 언밸런스를 개선하며 주로 가래나 기침을 개선시키는 것)로 나누어 보는 것이다. 이수 작용이 있는 약재는 복령·창출·백출·저령·택사 등이다. 구수 작용이 있는 약재는 진피·반하·황기·방기·의이인 등이다. 그리고 거담진해하는 약재는 길경 오미자 세신 행인 등이다. 이렇게 이해하면 오령산은 협의의 이수제이다. 육군자탕은 구수제가 되며, 마황탕은 진해거담제가 된다. 육군자탕이나 마황탕이 수독에도 유효하다는 논지는 이런 측면에선 쉽게 이해가 된다. 그리고 '괴병은 수의 변'이 오령산이나 육군자탕, 마황탕으로 치료가 되기도 한다는 말로 바꿔 말하면 조금 더 응용 범위가 넓어진다.

궁극의 고수가 되는 법칙

일단 한약을 레몬에이드라고 생각하고 사용해 보자. 그래야 질리지 않을 수 있다. 사람의 몸은 자연치유력이 있다. 그리고 많은 호소는 시간이 해결해 간다. 사실 치료되지 않더라도 그 증상을 받아들일 수 있게 된다면 그걸로 좋다. 임상이란 그런 존재다. 임상을 좋아하는 선생일수록 이렇게 생각한다. 시간을 끌고 갈 도구가 필요하다. 우선 그런 입장에서 한약을 사용해 보자. 현대 서양의학으로 치료가 되지 않는 환자가 한약으로, 그것도 4주 정도 만에 치료될 리는 없다고 생각하자. 레몬에이드처럼 곧 플라세보 효과를 기대해서 사용하더라도 좋다. 플라세보 효과로 치료하는 명의가 되어보자. 최고의 단어이다. 그렇게 되면 어느 새 레몬에이드보다 한약이 잘 듣는 것을 경험하게 될 것이다. 드물게 한방 기적도 일어난다. 환자는 신을 보듯 동경하며 감사인사를 한다. 다만 한약 특유의 점으로 알아두어야 할 것이 한약은 '음식의 연장'이라고 생각하고 시도해 보는 것이 좋다는 것이다. 무엇보다 매력은 의존증이나 이탈 증상이 없는 것이다. 가볍게 차근차근 처방해보자. 그리고 몸 전체가 치료되기도 한다. 뭐라도 나을 가능성이 있다는 것도 체감할 수 있다. 스스로 체험하는 것이 무엇보다 고수가 되는 법칙이다. 서양의가 취미로 한약을 이용해보게 되면, 외래가 틀림없이 편해질 것이다.

한방고수가 되는 7개조

①일단 레몬에이드처럼 생각해 처방해 보자.
②무한의 바다를 헤엄치자.
③다른 사람의 경험은 믿지 않는다.
④음식의 연장선이라고 생각하고 처방한다.
⑤보험적용이 되지 않으면 소용이 없다.
⑥의료비가 절감되는 것을 실감할 수 있다.
⑦고전은 읽지 않는다. 복진도 하지 않는다.

한약 구성 약물

※역자 주
국내 메이커항은 식품의약품안전처 온라인의약도서관 홈페이지 검색 결과를 바탕으로 구성했다.
통상적인 약품의 사용기간을 고려하여 2018년 9월 현재 36개월 이내 생산실적이 확인되는 제품
만을 수록하였다.

한약	구성 약물	국내 메이커(※역자 주)
가미귀비탕	황기, 시호, 산조인, 창출, 인삼, 복령, 원지, 산치자, 대조, 당귀, 감초, 생강, 목향, 용안육	크라시에가미귀비탕엑스세립–콜파파마(주) 파낙신과립(가미귀비탕엑스과립)–경진제약사 진경안신엑스과립(가미귀비탕엑스과립)–경방신약(주) 인스팜가미귀비탕엑스과립–한국인스팜(주) 한중가미귀비탕엑스과립–한중제약(주) 신텍스빌리켄엑스과립(가미귀비탕)–한국신텍스제약(주) 정우가미귀비탕엑스과립–정우신약(주) 귀비론과립(가미귀비탕엑스)–(유)한풍제약 한신가미귀비탕엑스과립–(주)한국신약
가미소요산	시호, 작약, 창출, 당귀, 복령, 산치자, 목단피, 감초, 생강, 박하	크라시에가미소요산엑스세립–콜마파마(주) 경진가미소요산(혼합단미엑스산제)–경진제약사 경방가미소요산(혼합단미엑스산)–경방신약(주) 경방가미소요산엑스과립–경방신약(주) 한풍가미소요산(단미엑스산혼합제)–(유)한풍제약 정우가미소요산(단미엑스산혼합제)–정우신약(주) 정우가미소요산엑스과립–정우신약(주) 한신가미소요산엑스과립–(주)한국신약 소요과립(가미소요산엑스과립)–(유)한풍제약
갈근탕	갈근, 대조, 마황, 감초, 계피, 작약, 생강	플루락액(갈근탕액)–한국신텍스제약(주) 경방갈근탕정(단미엑스혼합제)–경방신약(주) 한중갈근탕(단미엑스산혼합제)–한중제약(주) 엠피갈근액(갈근탕액)–(주)마더스제약 편감원액(갈근탕)–(유)한풍제약 크라시에갈근탕엑스세립–콜마파마(주) 감패탕에프액(갈근탕연조엑스)–조아제약(주) 푸리아과립(갈근탕엑스과립)–경진제약사 아이월드갈근탕환–(주)아이월드제약 경방갈근탕액(갈근탕액)–경방신약(주)

한약	구성 약물	국내 메이커(※역자 주)
		함소아갈근탕엑스과립–(주)함소아제약
		한풍갈근탕엑스환–(유)한풍제약
		경진갈근탕(혼합단미엑스산제)–경진제약사
		인스치감원액(갈근탕)–한국인스팜(주)
		복합웅콜탕액(갈근탕)–오스틴제약(주)
		한중갈근탕엑스과립–한중제약(주)
		콜푸린환(갈근탕)–한국인스팜(주)
		원광원쌍탕액(갈근탕액)–원광제약(주)
		비트콜정(갈근탕)–(유)한풍제약
		쌍패원액(갈근탕액)–정우신약(주)
		한신감치원액(갈근탕)–(주)한국신약
		화감과립(갈근탕)–제일약품(주)
		치감에프환(갈근탕)–경방신약(주)
		소열탕과립(갈근탕)–오스틴제약(주)
		익수갈근탕액–익수제약(주)
		아라파쎄븐산(갈근탕)–(유)한풍제약
		경방갈근탕(혼합단미엑스산)–경방신약(주)
		치감엑스과립(갈근탕엑스과립)–경방신약(주)
		일심갈근탕엑스과립–일심제약
		한풍갈근탕(단미엑스산혼합제)–(유)한풍제약
		한솔갈근탕엑스과립–한솔신약(주)
		신텍스갈근탕(혼합단미엑스산)–한국신텍스제약(주)
		한신갈근탕(단미엑스산혼합제)–(주)한국신약
		정우갈근탕(단미엑스산혼합제)–정우신약(주)
		한신갈근탕엑스과립–(주)한국신약
		아이월드갈근탕엑스과립–(주)아이월드제약
		신텍스갈근탕엑스과립–한국신텍스제약(주)
		소근원엑스과립(갈근탕)–신화제약(주)
		천우갈근탕엑스과립–천우신약(주)
		정우갈근탕엑스과립–정우신약(주)
		한풍갈근탕엑스과립–(유)한풍제약
갈근탕가 천궁신이	갈근, 대조, 마황, 감초, 계피, 작약, 신이, 천궁, 생강	크라시에갈근탕가천궁신이엑스세립–콜마파마(주) 경진갈근탕가천궁신이엑스과립–경진제약사 인스스노콜엑스과립(갈근탕가천궁신이)–한국인스팜(주)

한약	구성 약물	국내 메이커(※역자 주)
		한중비연엑스과립(갈근탕가천궁신이)-한중제약(주)
		한신노스크린엑스과립(갈근탕가천궁신이)-(주)한국신약
		통비과립(갈근탕가천궁신이)-오스틴제약(주)
		후이노엑스과립(갈근탕가천궁신이)-경방신약(주)
		비감원엑스과립(갈근탕가천궁신이엑스)-일심제약
		행기탕과립(갈근탕가천궁신이)-한솔신약(주)
		추천과립(갈근탕가천궁신이엑스)-정우신약(주)
		비치과립(갈근탕가천궁신이엑스)-(주)아이월드제약
		정비산(갈근탕가천궁신이엑스과립)-신화제약(주)
		신텍스갈근탕가천궁신이엑스과립-한국신텍스제약(주)
		한풍갈근탕가천궁신이엑스과립-(유)한풍제약
감맥대조탕	대조, 감초, 소맥	한중감맥대조탕엑스과립-한중제약(주)
		신텍스감맥대조탕엑스과립-한국신텍스제약(주)
		정우감맥대조탕엑스과립-정우신약(주)
		한신감맥대조탕엑스과립-(주)한국신약
		가메레온과립(감맥대조탕)-(유)한풍제약
		지아제과립-제일약품(주)
계비탕	창출, 복령, 산약, 인삼, 연육, 산사자, 택사, 진피, 감초	국내생산제품 없음
계지가용골모려탕	계피, 작약, 대조, 모려, 용골, 감초, 생강	크라시에계지가용골모려탕엑스세립-콜마파마(주)
		계용탕과립(계지가용골모려탕건조엑스)-제일약품(주)
		경방계지가용골모려탕엑스과립-경방신약(주)
		신텍스계지가용골모려탕엑스과립-한국신텍스제약(주)
		정우계지가용골모려탕엑스과립-정우신약(주)
		한신계지가용골모려탕엑스과립-(주)한국신약
계지가작약대황탕	작약, 계피, 대조, 감초, 대황, 생강	국내생산제품 없음
계지가작약탕	작약, 계피, 대조, 감초, 생강	크라시에계지가작약탕엑스세립-콜마파마(주)
		신텍스계지가작약탕엑스과립-한국신텍스제약(주)
		한신계지가작약탕엑스과립-(주)한국신약
		한풍소건중과립(계지가작약탕엑스과립)-(유)한풍제약

한약	구성 약물	국내 메이커(※역자 주)
계지가 출부탕	계피, 작약, 창출, 대조, 감초, 생강, 부자	한중계지가출부탕엑스과립–한중제약(주) 신텍스계지가출부탕엑스과립–한국신텍스제약(주) 정우계지가출부탕엑스과립–정우신약(주) 한신계지가출부탕엑스과립–(주)한국신약 계부탕과립–제일약품(주)
계지복령 환	계피, 작약, 도인, 복령, 목단피	크라시에계지복령환엑스세립–콜마파마(주) 인스여신탕엑스과립(계지복령환)–한국인스팜(주) 게리단환(계지복령환)–(유)한풍제약 청월과립(계지복령환)–제일약품(주) 한신계지복령환엑스과립–(주)한국신약 모시나엑스과립(계지복령환)–경방신약(주) 경혈환(계지복령환)–경방신약(주) 한중계지복령환엑스과립–한중제약(주) 케리톤환(계지복령환)–(주)아이월드제약 일심계지복령환–일심제약 한신계혈환(계지복령환)–(주)한국신약 한중청포환(계지복령환)–한중제약(주) 케리톤과립(계지복령환)–(주)아이월드제약 신텍스계지복령환엑스과립–한국신텍스제약(주)
계지복령 환가 의이인	의이인, 계피, 작약, 도인, 복령, 목단피	국내생산제품 없음
계지인삼 탕	계피, 감초, 창출, 인삼, 건강	국내생산제품 없음
계지탕	계피, 작약, 대조, 감초, 생강	정우계지탕엑스과립–정우신약(주) 한신계지탕엑스과립–(주)한국신약 계지롱과립(계지탕)–(유)한풍제약
궁귀교애 탕	지황, 작약, 당귀, 감초, 천궁, 아교, 애엽	한중궁귀교애탕엑스과립–한중제약(주) 정우궁귀교애탕엑스과립–정우신약(주) 한신궁귀교애탕엑스과립–(주)한국신약
귀비탕	황기, 산조인, 인삼, 백출, 복령, 원지, 대조, 당귀, 감초, 생강, 목향, 용안육	한중귀비탕엑스과립–한중제약(주)

한약	구성 약물	국내 메이커(※역자 주)
길경탕	감초, 길경	한중길경탕엑스과립–한중제약(주)
		인스팜길경탕엑스과립–한국인스팜(주)
		한신길경탕엑스과립–(주)한국신약
		한풍길경탕엑스과립–(유)한풍제약
		정우길경탕엑스과립–정우신약(주)
당귀건중탕	작약, 계피, 대조, 당귀, 감초, 생강	신텍스당귀건중탕엑스과립–한국신텍스제약(주)
		한풍당귀건중탕엑스과립–(유)한풍제약
		한신당귀건중탕엑스과립–(주)한국신약
당귀음자	당귀, 지황, 질려자, 작약, 천궁, 방풍, 하수오, 황기, 형개, 감초	신텍스당귀음자엑스과립–한국신텍스제약(주)
당귀작약산	작약, 창출, 택사, 복령, 천궁, 당귀	크라시에당귀작약산엑스세립–콜마파마(주)
		파사부과립(당귀작약산)–제일약품(주)
		인스팜당귀작약산엑스과립–한국인스팜(주)
		오스틴당귀작약산환–오스틴제약(주)
		세피아산(당귀작약산)–(유)한풍제약
		당혈환(당귀작약산)–경방신약(주)
		경방당귀작약산엑스과립–경방신약(주)
		한중당귀작약산엑스과립–한중제약(주)
		경진당귀작약산엑스과립–경진제약사
		아이월드당귀작약산엑스과립–(주)아이월드제약
		신텍스당귀작약산엑스과립–한국신텍스제약(주)
		정우당귀작약산엑스과립–정우신약(주)
		한신당귀작약산엑스과립–(주)한국신약
		한풍당귀작약산엑스과립–(유)한풍제약
당귀탕	당귀, 반하, 계피, 후박, 작약, 인삼, 황기, 건강, 산초, 감초	국내생산제품 없음
대건중탕	건강, 인삼, 산초, 교이	국내생산제품 없음

한약	구성 약물	국내 메이커(※역자 주)
대방풍탕	황기, 지황, 작약, 창출, 당귀, 두충, 방풍, 천궁, 감초, 강활, 우슬, 대조, 인삼, 건강, 부자	국내생산제품 없음
대승기탕	후박, 지실, 대황, 망초	태승원(대승기탕엑스과립)-(주)아이월드제약
대시호탕	시호, 반하, 황금, 작약, 대조, 지실, 생강, 대황	경진대시호탕(혼합단미엑스산제)-경진제약사 경방대시호탕엑스과립-경방신약(주) 경방대시호탕(혼합단미엑스산)-경방신약(주) 한신대시호탕(단미엑스산혼합제)-(주)한국신약 한중대시호탕혼합단미엑스산-한중제약(주) 정우대시호탕(단미엑스산혼합제)-정우신약(주) 신텍스대시호탕(혼합단미엑스산)-한국신텍스제약(주) 인스팜대시호탕엑스과립-한국인스팜(주) 한중대시호탕엑스과립-한중제약(주) 아이월드대시호탕엑스과립-(주)아이월드제약 신텍스대시호탕엑스과립-한국신텍스제약(주) 정우대시호탕엑스과립-정우신약(주) 한신대시호탕엑스과립-(주)한국신약 엘시온과립(대시호탕 엑스과립)-(유)한풍제약
대황감초탕	대황, 감초	국내생산제품 없음
대황목단피탕	동과자, 도인, 목단피, 대황, 망초	경진대황목단피탕(혼합단미엑스산)-경진제약사 인스팜대황목단피탕엑스과립-한국인스팜(주) 경방대황목단피탕엑스과립-경방신약(주) 경방대황목단피탕(혼합단미엑스산)-경방신약(주) 한신대황목단피탕(단미엑스산혼합제)-(주)한국신약 한중대황목단피탕혼합단미엑스산-한중제약(주) 한신대황목단피탕엑스과립-(주)한국신약 신텍스대황목단피탕엑스과립-한국신텍스제약(주) 정우대황목단피탕엑스과립-정우신약(주)

한약	구성 약물	국내 메이커(※역자 주)
도핵승기탕	도인, 계피, 대황, 감초, 망초	크라시에도핵승기탕엑스세립-콜마파마(주)
		한중도핵승기탕엑스과립-한중제약(주)
		신텍스도핵승기탕엑스과립-한국신텍스제약(주)
		경진도인승기탕혼합단미엑스산(혼합단미엑스산제)-경진제약사
		한풍도인승기탕(단미엑스산혼합제)-(유)한풍제약
		정우도인승기탕(단미엑스산혼합제)-정우신약(주)
		한신도인승기탕(단미엑스산혼합제)-(주)한국신약
		신텍스도인승기탕(혼합단미엑스산)-한국신텍스제약(주)
		한중도인승기탕혼합단미엑스산-한중제약(주)
마자인환	마자인, 대황, 지실, 행인, 후박, 작약	경방마자인환-경방신약(주)
		한중마인환(마자인환)-한중제약(주)
		한중마자인환엑스과립-한중제약(주)
마행감석탕	석고, 행인, 마황, 감초	함소아마행감석탕엑스과립-(주)함소아제약
		한신마석환(마행감석탕)-(주)한국신약
		한중설천산엑스과립(마행감석탕)-한중제약(주)
		사브엑스과립(마행감석탕)-경방신약(주)
		인스팜마행감석탕엑스과립-한국인스팜(주)
		신텍스마행감석탕엑스과립-한국신텍스제약(주)
		정우마행감석탕엑스과립-정우신약(주)
		한신마행감석탕엑스과립-(주)한국신약
		코오푸론과립(마행감석탕)-(유)한풍제약
마행의감탕	의이인, 마황, 행인, 감초	한중마행의감탕엑스과립-한중제약(주)
		신텍스마행의감탕엑스과립-한국신텍스제약(주)
마황부자세신탕	마황, 세신, 부자	신텍스마황부자세신탕엑스과립-한국신텍스제약(주)
		한중마부세신과립(마황부자세신탕)-한중제약(주)
		마부신탕과립(마황부자세신탕엑스)-(유)한풍제약
마황탕	행인, 마황, 계피, 감초	크라시에마황탕엑스세립-콜마파마(주)
		인스팜마황탕엑스과립-한국인스팜(주)
		신텍스마황탕엑스과립-한국신텍스제약(주)
		정우마황탕엑스과립-정우신약(주)
		한신마황탕엑스과립-(주)한국신약
		마롱과립(마황탕엑스과립)-(유)한풍제약

한약	구성 약물	국내 메이커(※역자 주)
맥문동탕	맥문동, 반하, 대조, 감초, 인삼, 갱미	익수맥문동탕엑스과립–익수제약(주)
		기맥연조엑스(맥문동탕)–(주)함소아제약
		함소아맥문동탕엑스과립–(주)함소아제약
		윤폐원엑스과립(맥문동탕엑스과립)–한국인스팜(주)
		한신맥담엑스과립(맥문동탕엑스과립)–(주)한국신약
		리투버과립(맥문동탕엑스과립)–경진제약사
		윤폐탕엑스과립(맥문동탕엑스과립)–경방신약(주)
		맥기천과립(맥문동탕)–한솔신약(주)
		맥기원과립(맥문동탕엑스과립)–오스틴제약(주)
		한중맥문동탕엑스과립–한중제약(주)
		맥감과립(맥문동탕엑스과립)–정우신약(주)
		아이월드맥문동탕엑스과립–(주)아이월드제약
		일심맥문동탕엑스과립–일심제약
		기해(맥문동탕엑스과립)–천우신약(주)
		신텍스맥기(맥문동탕)엑스과립–한국신텍스제약(주)
		맥그론과립(맥문동탕)–(유)한풍제약
목방기탕	석고, 방기, 계피, 인삼	국내생산제품 없음
반하백출 천마탕	진피, 반하, 백출, 복령, 천마, 황기, 택사, 인삼, 황백, 건강, 생강, 맥아	경진반하백출천마탕엑스과립–경진제약사
		경진반하백출천마탕(혼합단미엑스산제)–경진제약사
		한신반하백출천마탕엑스과립–(주)한국신약
		치담풍과립(반하백출천마탕)–제일약품(주)
		반백과립(반하백출천마탕)–(유)한풍제약
		경방반하백출천마탕(혼합단미엑스산)–경방신약(주)
		경방반하백출천마탕엑스과립–경방신약(주)
		한풍반하백출천마탕(단미엑스산혼합제)–(유)한풍제약
		정우반하백출천마탕(단미엑스산혼합제)–정우신약(주)
		한신반하백출천마탕(단미엑스산혼합제)–(주)한국신약
		신텍스반하백출천마탕(혼합단미엑스산)–한국신텍스제약(주)
		한중반하백출천마탕혼합단미엑스산–한중제약(주)
		한중반하백출천마탕엑스과립–한중제약(주)
		신텍스반하백출천마탕엑스과립–한국신텍스제약(주)

한약	구성 약물	국내 메이커(※역자 주)
반하사심탕	반하, 황금, 건강, 감초, 대조, 인삼, 황련	정우반하사심탕연조엑스(단미엑스혼합제)-정우신약(주)
		익수반하사심탕액-익수제약(주)
		익수반하사심탕엑스과립-익수제약(주)
		위평원과립(반하사심탕엑스과립)-한솔신약(주)
		디마겐정(반하사심탕연조엑스)-정우신약(주)
		반사신정(반하사심탕연조엑스)-(유)한풍제약
		인스위티스엑스과립(반하사심탕엑스과립)-한국인스팜(주)
		일심반하사심탕엑스과립-일심제약
		한신스토반엑스과립(반하사심탕)-(주)한국신약
		넬리아과립(반하사심탕엑스과립)-경진제약사
		청역과립(반하사심탕)-제일약품(주)
		상위정(반하사심탕)-한솔신약(주)
		한중설위환(반하사심탕)-한중제약(주)
		오스틴반하사심탕엑스정-오스틴제약(주)
		오스틴반하사심탕엑스과립(반하사심탕건조엑스6.83:1)-오스틴제약(주)
		디마겐엑스과립(반하사심탕)-정우신약(주)
		경방반하사심탕(혼합단미엑스산)-경방신약(주)
		스토마큐(반하사심탕엑스과립)-경방신약(주)
		한풍반하사심탕(단미엑스산혼합제)-(유)한풍제약
		정우반하사심탕(단미엑스산혼합제)-정우신약(주)
		한신반하사심탕(단미엑스산혼합제)-(주)한국신약
		신텍스반하사심탕(혼합단미엑스산)-한국신텍스제약(주)
		한중반하사심탕혼합단미엑스산-한중제약(주)
		온복환(반하사심탕)-일심제약
		한중반하사심탕엑스과립-한중제약(주)
		휘니볼(반하사심탕엑스과립)-(주)아이월드제약
		신화반하사심탕엑스과립-신화제약(주)
		통중소(반하사심탕엑스과립)-천우신약(주)
		신텍스반하사심탕엑스과립-한국신텍스제약(주)
		반사신과립(반하사심탕엑스과립)-(유)한풍제약

한약	구성 약물	국내 메이커(※역자 주)
반하후박탕	반하, 복령, 후박, 소엽, 생강	정우반하후박탕정(단미엑스혼합제)–정우신약(주)
		크라시에반하후박탕엑스세립–콜마파마(주)
		경진반하후박탕(혼합단미엑스산)–경진제약사
		하후탕엑스과립(반하후박탕엑스과립)–한중제약(주)
		건양탕(반하후박탕엑스과립)–경방신약(주)
		경방반하후박탕(혼합단미엑스산)–경방신약(주)
		한풍반하후박탕(단미엑스산혼합제)–(유)한풍제약
		정우반하후박탕(단미엑스산혼합제)–정우신약(주)
		한신반하후박탕(단미엑스산혼합제)–(주)한국신약
		한중반하후박탕혼합단미엑스산–한중제약(주)
		인스팜반하후박탕엑스과립–한국인스팜(주)
		경진 반하후박탕엑스과립–경진제약사
		아이월드반하후박탕엑스과립–(주)아이월드제약
		반후과립(반하후박탕엑스과립)–(유)한풍제약
방기황기탕	황기, 방기, 창출, 대조, 감초, 생강	스타원정(방기황기탕건조엑스(7.52→1))–(주)마더스제약
		이지에스정(방기황기탕건조엑스)–한국인스팜(주)
		나오미정(방기황기탕건조엑스 7.52→1)–대한뉴팜(주)
		에스디정(방기황기탕건조엑스)–오스틴제약(주)
		쉬정(방기황기탕건조엑스(7.52→1))–(주)휴온스
		스웰리스정(방기황기탕건조엑스(7.52→1))–알보젠코리아(주)
		한중방기황기탕엑스과립–한중제약(주)
		한신방기황기탕엑스과립–(주)한국신약
		신텍스방기황기탕엑스과립–한국신텍스제약(주)
방풍통성산	황금, 감초, 길경, 석고, 백출, 대황, 형개, 산치자, 작약, 천궁, 당귀, 박하, 방풍, 마황, 연교, 생강, 활석, 망초	크라시에방풍통성산엑스세립–콜마파마(주)
		에스다운정(방풍통성산건조엑스(4.6→1)–(주)휴온스메디케어
		통성원환(방풍통성산)–일심제약
		에스큐정(방풍통성산건조엑스)–(주)바이넥스
		다운슬링정(방풍통성산건조엑스)–(주)씨엠지제약
		에스라진정(방풍통성산건조엑스(4.6→1))–(주)휴온스
		말라진정(방풍통성산건조엑스)–제이더블유신약(주)
		살포시시럽(방풍통성산연조엑스)–조아제약(주)
		슬라인정(방풍통성산건조엑스에프)–동성제약(주)

한약	구성 약물	국내 메이커(※역자 주)
		살포시정(방풍통성산건조엑스)–조아제약(주)
		이벤트정(방풍통성산건조엑스에프)–오스틴제약(주)
		라인선정(방풍통성산엑스)–(주)한국신약
		사렌슨정(방풍통성산건조엑스(4.64→1))–안국약품(주)
		실론정(방풍통성산건조엑스(4.64→1))–이니스트바이오제약(주)
		체비거정(방풍통성산건조엑스)–(주)마더스제약
		벨리만정(방풍통성산건조엑스)–우리들제약(주)
		사그라정(방풍통성산건조엑스에프(4.64→1))–넥스팜코리아(주)
		뉴마르딘정(방풍통성산건조엑스(4.6→1))–(주)뉴젠팜
		살라이트정(방풍통성산건조엑스)–명문제약(주)
		아이월드방풍통성산엑스과립–(주)아이월드제약
		비스탑정(방풍통성산)–한국인스팜(주)
		스벨트정(방풍통성산건조엑스에프(4.64→1))–에이프로젠제약(주)
		씨라인정(방풍통성산건조엑스에프)–광동제약(주)
		살사라진정(방풍통성산건조엑스–에프)–(주)휴온스
		캠벨정(방풍통성산건조엑스)–대한뉴팜(주)
		다이트정(방풍통성산건조엑스)–대원제약(주)
		양해과립(방풍통성산)–제일약품(주)
		비그만정(방풍통성산건조엑스)–알보젠코리아(주)
		소복산엑스과립 (방풍통성산엑스과립)–한중제약(주)
		경방방풍통성산엑스과립–경방신약(주)
		센스모닝정(방풍통성산)–정우신약(주)
		인스팜방풍통성산엑스과립–한국인스팜(주)
		경진 방풍통성산엑스과립–경진제약사
		신텍스통기산엑스과립(방풍통성산)–한국신텍스제약(주)
		정우방풍통성산엑스과립–정우신약(주)
		아시원과립(방풍통성산엑스과립)–(유)한풍제약
		한신방풍통성산엑스과립–(주)한국신약
		아시원정(방풍통성산엑스정)–(유)한풍제약
		에스라인정(방풍통성산건조엑스)–한국프라임제약(주)
		오비스탑정(방풍통성산건조엑스(4.64→1))–(주)함소아제약

한약	구성 약물	국내 메이커(※역자 주)
배농산급 탕	길경, 감초, 지실, 작약, 대조, 생강	노퍼스캡슐(배농산급탕) –조아제약(주)
		동의마노신정(배농산급탕)–동의제약
		배노신캡슐(배농산급탕)–(주)아이월드제약
		경진배농산급탕엑스과립–경진제약사
		천우데카실린캡슐(배농산급탕)–천우신약(주)
		소정씨정(배농산급탕)–천우신약(주)
		파이시스캡슐(배농산급탕)–한중제약(주)
		파노신정(배농산급탕)–정우신약(주)
		한신배농산급탕엑스과립–(주)한국신약
		프론크논캡슐(배농산급탕)–(유)한풍제약
		사이펀캅셀(배농산급탕)–한국신텍스제약(주)
		경진헤파신캡슐(배농산급탕)–경진제약사
		인스팜인프라신캡슐(배농산급탕)–한국인스팜(주)
		오스틴배농산급탕엑스정–오스틴제약(주)
		마이노신캅셀(배농산급탕)–경방신약(주)
		해농정(배농산급탕)–한솔신약(주)
		베노라제에스정(배농산급탕건조엑스)–삼익제약(주)
		오메가엑스과립(배농산급탕)–경방신약(주)
		인스팜배농산급탕엑스과립–한국인스팜(주)
		제농환(배농산급탕)–일심제약
		한중배농산급탕엑스과립–한중제약(주)
		베라드엑스과립(배농산급탕)–신화제약(주)
		사이펀정(배농산급탕)–한국신텍스제약(주)
		신텍스사이펀(배농산급탕엑스과립)–한국신텍스제약(주)
		프론크논과립(배농산급탕)–(유)한풍제약
		정우배농산급탕엑스과립–정우신약(주)
		베라드정(배농산급탕엑기스)–신화제약(주)
		베노라제정(배농산급탕건조엑스)–삼익제약(주)
백호 가인삼탕	석고, 지모, 감초, 인삼, 갱미	아이월드백호가인삼탕엑스과립–(주)아이월드제약
		신텍스백호가인삼탕엑스과립–한국신텍스제약(주)
		한중백호가인삼탕엑스과립–한중제약(주)
		한풍백호가인삼탕엑스과립–(유)한풍제약
		한신백호가인삼탕엑스과립–(주)한국신약

한약	구성 약물	국내 메이커(※역자 주)
보중익기탕	황기, 창출, 인삼, 당귀, 시호, 대조, 진피, 감초, 승마, 생강	크라시에보중익기탕엑스세립–콜마파마(주)
		함소아보중익기탕연조엑스(단미엑스혼합제)–(주)함소아제약
		경진보중익기탕(혼합단미엑스산제)–경진제약사
		정우보중익기탕엑스정–정우신약(주)
		보익산엑스과립(보중익기탕)–한중제약(주)
		경방보중익기탕(혼합단미엑스산)–경방신약(주)
		경방보중익기탕엑스과립–경방신약(주)
		한풍보중익기탕(단미엑스산혼합제)–(유)한풍제약
		정우보중익기탕산(단미엑스산혼합제)–정우신약(주)
		한중보중익기탕혼합단미엑스산–한중제약(주)
		한신보중익기탕(단미엑스산혼합제)–(주)한국신약
		인스팜보중익기탕엑스과립–한국인스팜(주)
		경진 보중익기탕엑스과립–경진제약사
		신텍스보중익기탕엑스과립–한국신텍스제약(주)
		정우보중익기탕엑스과립–정우신약(주)
		한신보중익기탕엑스과립–(주)한국신약
		보중기과립(보중익기탕)–(유)한풍제약
복령음	복령, 창출, 진피, 인삼, 지실, 생강	국내생산제품 없음
복령음합반하후박탕	반하, 복령, 창출, 후박, 진피, 인삼, 소엽, 지실, 생강	국내생산제품 없음
사군자탕	창출, 인삼, 복령, 감초, 생강, 대조	경진사군자탕엑스과립–경진제약사
		한중사군자탕엑스과립–한중제약(주)
사물탕	지황, 작약, 천궁, 당귀	경진사물탕엑스과립–경진제약사
		경방사물탕엑스과립–경방신약(주)
		한신사물탕엑스과립–(주)한국신약
		한중사물탕엑스과립–한중제약(주)
		신텍스사물탕엑스과립–한국신텍스제약(주)
		정우사물탕엑스과립–정우신약(주)
		프린제스과립(사물탕)–(유)한풍제약

한약	구성 약물	국내 메이커(※역자 주)
사역산	시호, 작약, 지실, 감초	인스위시드환(사역산)-한국인스팜(주)
		위시원환(사역산)-경방신약(주)
		한위산엑스과립(사역산)-한중제약(주)
		신텍스사역산엑스과립-한국신텍스제약(주)
		정우사역산엑스과립-정우신약(주)
		한풍사역산엑스과립-(유)한풍제약
		한신사역산엑스과립-(주)한국신약
산조인탕	산조인, 복령, 천궁, 지모, 감초	한중산조인탕엑스과립-한중제약(주)
		경방산조인탕엑스과립-경방신약(주)
		신텍스산조인탕엑스과립-한국신텍스제약(주)
		한신산조인탕엑스과립-(주)한국신약
삼물황금탕	지황, 황금, 고삼	국내생산제품 없음
삼소음	반하, 복령, 갈근, 길경, 전호, 진피, 대조, 인삼, 감초, 지실, 소엽, 생강	경방삼소음정(단미엑스혼합제)-경방신약(주)
		광동삼소음액-광동제약(주)
		조아삼소음액-조아제약(주)
		함소아삼소음연조엑스(단미엑스혼합제)-(주)함소아제약
		진소음액(삼소음액)-천우신약(주)
		원삼소음액-경진제약사
		엠피삼소액(삼소음액)-(주)마더스제약
		삼소감과립(삼소음건조엑스)-제일약품(주)
		삼소천액(삼소음액)-경방신약(주)
		익수삼소음액-익수제약(주)
		정우삼소음액-정우신약(주)
		함소아삼소음엑스과립-(주)함소아제약
		경진삼소음(혼합단미엑스산제)-경진제약사
		삼감엑스과립(삼소음)-한국신텍스제약(주)
		한신소기음액(삼소음)-(주)한국신약
		경방삼소음(혼합단미엑스산)-경방신약(주)
		경방삼소음엑스과립-경방신약(주)
		한풍삼소음(단미엑스산혼합제)-(유)한풍제약
		한신삼소음(단미엑스산혼합제)-(주)한국신약
		정우삼소음(단미엑스산혼합제)-정우신약(주)
		한중삼소음혼합단미엑스산-한중제약(주)
		신텍스삼소음(혼합단미엑스산)-한국신텍스제약(주)

한약	구성 약물	국내 메이커(※역자 주)
		한중삼소음엑스과립-한중제약(주)
		경진 삼소음 엑스과립-경진제약(주)
		일심삼소음엑스과립-일심제약
		한신삼소음엑스과립-(주)한국신약
		한풍삼소음엑스과립-(유)한풍제약
삼황사심 탕	황금, 황련, 대황	경진삼황사심탕(혼합단미엑스산)-경진제약사
		아이월드삼황사심탕엑스과립-(주)아이월드제약
		경방삼황사심탕(혼합단미엑스산)-경방신약(주)
		경방삼황사심탕엑스과립-경방신약(주)
		한신삼황사심탕(단미엑스산혼합제)-(주)한국신약
		한중삼황사심탕혼합단미엑스산-한중제약(주)
		인스팜삼황사심탕엑스과립-한국인스팜(주)
		한중삼황사심탕엑스과립-한중제약(주)
		한신삼황사심탕엑스과립-(주)한국신약
		신텍스삼황사심탕엑스과립-한국신텍스제약(주)
		정우삼황사심탕엑스과립-정우신약(주)
		삼황과립(삼황사심탕엑스과립)-(유)한풍제약
소건중탕	작약, 계피, 대조, 감초, 생강, 교이	포키드엑스과립(소건중탕)-경방신약(주)
		키디연조엑스(소건중탕)-삼익제약(주)
		아이월드소건중탕엑스과립-(주)아이월드제약
		신텍스소건중탕엑스과립-한국신텍스제약(주)
		한중소건중탕엑스과립-한중제약(주)
		정우이호과립(소건중탕엑스)-정우신약(주)
		한신소건중탕엑스과립-(주)한국신약
		마진가과립(소건중탕)-(유)한풍제약
소경활혈 탕	작약, 지황, 천궁, 창출, 당귀, 도인, 복령, 위령선, 강활, 우슬, 진피, 방기, 방풍, 용담, 감초, 백지, 생강	경통환(소경활혈탕)-(주)아이월드제약
		신명원(소경활혈탕)-신화제약(주)
		인스팜근보환(소경활혈탕)-한국인스팜(주)
		경혈산엑스과립(소경활혈탕)-한중제약(주)
		경방소경활혈탕엑스과립-경방신약(주)
		대활환(소경활혈탕)-경방신약(주)
		인스팜소경활혈탕엑스과립-한국인스팜(주)
		신통환(소경활혈탕)-정우신약(주)
		한신강혈환(소경활혈탕)-(주)한국신약
		경진소경활혈탕엑스과립-경진제약사

한약	구성 약물	국내 메이커(※역자 주)
		아이월드소경활혈탕엑스과립-(주)아이월드제약
		신텍스소경활혈탕엑스과립-한국신텍스제약(주)
		정우소경활혈탕엑스과립-정우신약(주)
		메마트엑스과립(소경활혈탕)-신화제약(주)
		한신소경활혈탕과립-(주)한국신약
		한풍소경활혈탕엑스과립-(유)한풍제약
소반하가복령탕	반하, 복령, 생강	국내생산제품 없음
소시호탕	시호, 반하, 황금, 대조, 인삼, 감초, 생강	정우소시호탕연조엑스(단미엑스혼합제)-정우신약(주)
		크라시에소시호탕엑스세립-콜마파마(주)
		경진소시호탕(혼합단미엑스산제)-경진제약사
		한신소시호탕엑스과립-(주)한국신약
		정우소시호탕엑스과립-정우신약(주)
		정해탕(소시호탕엑스과립)-경방신약(주)
		경방소시호탕(혼합단미엑스산)-경방신약(주)
		한풍소시호탕(단미엑스산혼합제)-(유)한풍제약
		정우소시호탕(단미엑스산혼합제)-정우신약(주)
		한신소시호탕(단미엑스산혼합제)-(주)한국신약
		신텍스소시호탕(혼합단미엑스산)-한국신텍스제약(주)
		한중소시호탕혼합단미엑스산-한풍제약(주)
		인스팜소시호탕엑스과립-한국인스팜(주)
		한중소시호탕엑스과립-한중제약(주)
		아이월드소시호탕엑스과립-(주)아이월드제약
		신텍스소시호탕엑스과립-한국신텍스제약(주)
		소시온과립(소시호탕엑스과립)-(유)한풍제약
소시호탕가길경석고	석고, 시호, 반하, 황금, 길경, 대조, 인삼, 감초, 생강	국내생산제품 없음
소청룡탕	반하, 건강, 감초, 계피, 오미자, 세신, 작약, 마황	경방소청룡탕연조엑스(단미엑스혼합제)-경방신약(주)
		한풍소청룡탕연조엑스(단미엑스혼합제)-(유)한풍제약
		한신소청룡탕연조엑스(단미엑스혼합제)-(주)한국신약
		광동소청룡액(소청룡탕액)-광동제약(주)
		경방소청룡탕정(단미엑스혼합제)-경방신약(주)
		원소청룡탕액-경진제약사
		익수소청룡탕액-익수제약(주)

한약	구성 약물	국내 메이커(※역자 주)
		정우소청룡탕(단미엑스산혼합제)-정우신약(주)
		엠피소청액(소청룡탕액)-(주)마더스제약
		소룡정(소청룡탕)-(주)아이월드제약
		크라시에소청룡탕엑스세립-콜마파마(주)
		익수소청룡탕엑스과립-익수제약(주)
		감코날액(소청룡탕액)-(주)한국신약
		소폐탕액(소청룡탕액)-경방신약(주)
		소청연조엑스(소청룡탕)-(주)함소아제약
		함소아소청룡탕엑스과립-(주)함소아제약
		코비천액(소청룡탕)-정우신약(주)
		경진소청룡탕(혼합단미엑스산제)-경진제약사
		소폐탕엑스과립(소청룡탕)-경방신약(주)
		인스디펜코엑스과립(소청룡탕엑스과립)-한국인스팜(주)
		한신감코날엑스과립(소청룡탕)-(주)한국신약
		스마블과립(소청룡탕엑스과립)-경진제약사
		지해과립(소청룡탕)-제일약품(주)
		한중열감환(소청룡탕)-한중제약(주)
		황룡탕과립(소청룡탕)-오스틴제약(주)
		경방소청룡탕(혼합단미엑스산)-경방신약(주)
		한풍소청룡탕(단미엑스산혼합제)-(유)한풍제약
		신텍스소청룡탕(혼합단미엑스산)-한국신텍스제약(주)
		한중소청룡탕혼합단미엑스산-한중제약(주)
		한신소청룡탕(단미엑스산혼합제)-(주)한국신약
		소천환(소청룡탕)-일심제약
		한중소청룡탕엑스과립-한중제약(주)
		청감(소청룡탕)연조엑스-정우신약(주)
		청감과립(소청룡탕엑스)-정우신약(주)
		아이월드소청룡탕엑스과립-(주)아이월드제약
		고스모(소청룡탕엑스과립)-천우신약(주)
		한해산(소청룡탕엑스과립)-신화제약(주)
		일심소청룡탕엑스과립-일심제약
		신텍스소청룡탕엑스과립-한국신텍스제약(주)
		한풍소청룡탕엑스과립-(유)한풍제약

한약	구성 약물	국내 메이커(※역자 주)
소풍산	석고, 지황, 당귀, 우방자, 창출, 방풍, 목통, 지모, 감초, 고삼, 형개, 호마, 선퇴	국내생산제품 없음
승마갈근탕	갈근, 작약, 승마, 감초, 생강	국내생산제품 없음
시령탕	시호, 택사, 반하, 황금, 창출, 대조, 저령, 인삼, 복령, 감초, 계피, 생강	국내생산제품 없음
시박탕	시호, 반하, 복령, 황금, 후박, 대조, 인삼, 감초, 소엽, 생강	한신시박탕엑스과립(소시호합반하후박탕)-(주)한국신약
시함탕	시호, 반하, 황금, 대조, 인삼, 황련, 감초, 생강, 괄루인	한중시함탕엑스과립-한중제약(주) 아이월드시함탕엑스과립-(주)아이월드제약 폐활탕엑스과립(시함탕)-경방신약(주) 인스팜시함탕엑스과립-한국인스팜(주) 정우시함탕엑스과립-정우신약(주) 신텍스시함탕엑스과립-한국신텍스제약(주) 한신시함탕엑스과립-(주)한국신약 시함과립(시함탕)-(유)한풍제약
시호가용골모려탕	시호, 반하, 계피, 복령, 황금, 대조, 인삼, 모려, 용골, 생강	크라시에시호가용골모려탕엑스세립-콜마파마(주) 아이월드시호가용골모려탕엑스과립-(주)아이월드제약 브아피엑스과립(시호가용골모려탕엑스)-경방신약(주) 인스팜시호가용골모려탕엑스과립-한국인스팜(주) 한중시호가용골모려탕엑스과립-한중제약(주) 신텍스시호가용골모려탕엑스과립-한국신텍스제약(주) 시모과립(시호가용골모려탕엑스)-(유)한풍제약 정우시호가용골모려탕엑스과립-정우신약(주) 한신시호가용골모려탕엑스과립-(주)한국신약

한약	구성 약물	국내 메이커(※역자 주)
시호계지 건강탕	시호, 황금, 괄루 근, 계피, 모려, 건강, 감초	아이월드시호계지건강탕엑스과립-(주)아이월드제약 셀런트엑스과립(시호계지건강탕엑스)-경방신약(주) 한중시호계지건강탕엑스과립-한중제약(주) 신텍스시호계지건강탕엑스과립-한국신텍스제약(주) 정우시호계지건강탕엑스과립-정우신약(주) 한풍시강계과립(시호계지건강탕)-(유)한풍제약 한신시호계지건강탕엑스과립-(주)한국신약
시호계지 탕	시호, 반하, 황금, 감초, 계피, 작약, 대조, 인삼, 생강	크라시에시호계지탕엑스세립-콜마파마(주) 아이월드시호계지탕엑스과립-(주)아이월드제약 경진시호계지탕(혼합단미엑스산)-경진제약사 호계원엑스과립(시호계지탕)-한국인스팜(주) 온활탕(시호계지탕엑스과립)-경방신약(주) 계시탕엑스과립(시호계지탕엑스과립)-한중제약(주) 경방시호계지탕(혼합단미엑스산)-경방신약(주) 한풍시호계지탕(단미엑스산혼합제)-(유)한풍제약 한신시호계지탕(단미엑스산혼합제)-(주)한국신약 정우시호계지탕(단미엑스산혼합제)-정우신약(주) 한중시호계지탕혼합단미엑스산-한중제약(주) 한신시호계지탕엑스과립-(주)한국신약 경진 시호계지탕 엑스과립-경진제약사 일심시호계지탕엑스과립-일심제약 신텍스시호계지탕엑스과립-한국신텍스제약(주) 정우시호계지탕엑스과립-정우신약(주) 시계론과립(시호계지탕엑스과립)-(유)한풍제약
시호청간 탕	시호, 황금, 황백, 황련, 괄루근, 감초, 길경, 우방 자, 산치자, 지황, 작약, 천궁, 당귀, 박하, 연교	한신시호청간탕엑스과립-(주)한국신약 한중시호청간탕엑스과립-한중제약(주) 신텍스시호청간탕엑스과립-한국신텍스제약(주) 정우시호청간탕엑스과립-정우신약(주) 시이간과립(시호청간탕)-(유)한풍제약 시청간과립-제일약품(주)
신비탕	마황, 행인, 후박, 진피, 감초, 시호, 소엽	한중신비탕엑스과립-한중제약(주)

한약	구성 약물	국내 메이커(※역자 주)
신이청폐탕	석고, 맥문동, 황금, 산치자, 지모, 백합, 신이, 비파엽, 승마	국내생산제품 없음
십미패독탕	길경, 시호, 천궁, 복령, 독활, 방풍, 감초, 형개, 생강, 박속(앵피)	크라시에십미패독탕엑스세립-콜마파마(주) 소진산엑스과립(십미패독탕)-한중제약(주) 해스킨엑스과립(십미패독탕)-경방신약(주) 인스팜십미패독탕엑스과립-한국인스팜(주) 한중정미환(십미패독탕)-한중제약(주) 경진십미패독탕엑스과립-경진제약사 창진환(십미패독탕)-일심제약 정우십미패독탕엑스과립-정우신약(주) 한신십미패독탕엑스과립-(주)한국신약
십전대보탕	황기, 계피, 지황, 작약, 천궁, 창출, 당귀, 인삼, 복령, 감초	경진십전대보탕엑스과립-경진제약사 경방십전대보탕엑스과립-경방신약(주) 신텍스십전대보탕엑스과립-한국신텍스제약(주) 한중십전대보탕(십전대보탕)-한중제약(주) 데시텐과립(십전대보탕)-(유)한풍제약 한신십전대보탕과립-(주)한국신약
안중산	계피, 현호색, 모려, 회향, 감초, 축사, 고량강	한신후리캄엑스과립(안중산)-(주)한국신약 스톤큐과립(안중산엑스과립)-경방신약(주) 한중안중산엑스과립-한중제약(주) 경진 안중산엑스과립-경진제약사 신화안중산엑스과립-신화제약(주) 신텍스안중산엑스과립-한국신텍스제약(주) 정우안중산엑스과립-정우신약(주) 중위론과립(안중산엑스과립)-(유)한풍제약 일심신위산과립(안중산)-일심제약
억간산	창출, 복령, 천궁, 조구등, 당귀, 시호, 감초	국내생산제품 없음
억간산가진피반하	반하, 창출, 복령, 천궁, 조구등, 진피, 당귀, 시호, 감초	경진억간산가진피반하엑스과립-경진제약사 한중억간산가진피반하엑스과립-한중제약(주) 한풍억간산가진피반하탕엑스과립-(유)한풍제약

한약	구성 약물	국내 메이커(※역자 주)
여신산	향부자, 천궁, 창출, 당귀, 황금, 계피, 인삼, 빈랑자, 황련, 감초, 정자, 목향	국내생산제품 없음
영감강미신하인탕	행인, 반하, 복령, 오미자, 건강, 감초, 세신	국내생산제품 없음
영강출감탕	복령, 건강, 백출, 감초	국내생산제품 없음
영계출감탕	복령, 계피, 창출, 감초	경방영계출감탕엑스과립－경방신약(주) 인스팜영계출감탕엑스과립－한국인스팜(주) 한중영계출감탕엑스과립－한중제약(주) 신텍스영계출감탕엑스과립－한국신텍스제약(주) 한신영계출감탕엑스과립－(주)한국신약 영출계과립(영계출감탕)－(유)한풍제약
오령산	택사, 창출, 저령, 복령, 계피	크라시에오령산엑스세립－콜마파마(주) 인스팜오령산엑스과립－한국인스팜(주) 이수과립(오령산)－제일약품(주) 자리투엑스과립(오령산엑스과립)－경방신약(주) 경진오령산엑스과립－경진제약사 아이월드오령산엑스과립－(주)아이월드제약 신텍스오령산엑스과립－한국신텍스제약(주) 한중오령산엑스과립－한중제약(주) 정우오령산엑스과립－정우신약(주) 한신오령산엑스과립－(주)한국신약 한풍오령산료엑스과립－(유)한풍제약
오림산	복령, 황금, 감초, 지황, 차전자, 택사, 당귀, 목통, 산치자, 작약, 활석	경진오림산(단미엑스산혼합제)－경진제야갓 한신오림산엑스과립－(주)한국신약 한중설해산엑스과립(오림산)－한중제약(주) 경방오림산(혼합단미엑스산)－경방신약(주) 한중오림산혼합단미엑스산－한중제약(주) 한신오림산(단미엑스산혼합제)－(주)한국신약 정우오림산(단미엑스산혼합제)－정우신약(주) 신텍스오림산엑스과립－한국신텍스제약(주)

한약	구성 약물	국내 메이커(※역자 주)
오수유탕	대조, 오수유, 인삼, 생강	신텍스오수유탕엑스과립-한국신텍스제약(주)
오적산	창출, 진피, 당귀, 반하, 복령, 감초, 길경, 지실, 계피, 후박, 작약, 생강, 천궁, 대조, 백지, 마황	경방오적산정(단미엑스혼합제)-경방신약(주)
		한신오적산연조엑스(단미엑스혼합제)-(주)한국신약
		한풍오적산연조엑스(단미엑스혼합제)-(유)한풍제약
		정우오적산(단미엑스산혼합제)-정우신약(주)
		경진오적산환-경진제약사
		아이월드오적산엑스과립-(주)아이월드제약
		경진오적산(혼합단미엑스산제)-경진제약사
		한중오적산혼합단미엑스산-한중제약(주)
		오체산과립(오적산)-제일약품(주)
		시루스과립(오적산엑스과립)-경진제약사
		한신선치원액(오적산)-(주)한국신약
		경방오적산환-경방신약(주)
		경방오적산(혼합단미엑스산)-경방신약(주)
		경방오적산엑스과립-경방신약(주)
		한풍오적산(단미엑스산혼합제)-(유)한풍제약
		한신오적산(단미엑스산혼합제)-(주)한국신약
		한신오적산엑스과립-(주)한국신약
		신텍스오적환(오적산)-한국신텍스제약(주)
		한중오적산엑스과립-한중제약(주)
		신텍스오적산엑스과립-한국신텍스제약(주)
		정우오적산엑스과립-정우신약(주)
		파니신과립(오적산엑스과립)-(유)한풍제약
오호탕	석고, 행인, 마황, 상백피, 감초	코올펜엑스과립(오호탕)-정우신약(주)
온경탕	맥문동, 반하, 당귀, 감초, 계피, 작약, 천궁, 인삼, 목단피, 오수유, 생강, 아교	한신온경탕엑스과립-(주)한국신약
		한중온경탕엑스과립-한중제약(주)
		신텍스온경탕엑스과립-한국신텍스제약(주)
		정우온경탕엑스과립-정우신약(주)
		마이센스과립(온경탕)-(유)한풍제약
온청음	지황, 작약, 천궁, 당귀, 황금, 황백, 황련, 산치자	온청혈과립(온청음건조엑스)-제일약품(주)
		인스팜온청음엑스과립-한국인스팜(주)
		양자탕(온청음엑스과립)-경방신약(주)
		해울음엑스과립(온청음엑스과립)-한중제약(주)

한약	구성 약물	국내 메이커(※역자 주)
		한신온청음엑스과립-(주)한국신약
		정우온청음엑스과립-정우신약(주)
		신텍스온청음-한국신텍스제약(주)
		아이월드온청음엑스과립-(주)아이월드제약
		한풍온청음엑스과립-(유)한풍제약
용담사간탕	지황, 당귀, 목통, 황금, 차전자, 택사, 감초, 산치자, 용담	경진용담사간탕엑스과립-경진제약사
		용사환(용담사간탕)-(주)아이월드제약
		일심용담사간탕엑스과립-일심제약
		인스네프린엑스과립(용담사간탕)-한국인스팜(주)
		한중용담환(용담사간탕)-한중제약(주)
		한신리파담엑스과립(용담사간탕)-(주)한국신약
		한신리파담환(용담사간탕)-(주)한국신약
		용패탕(용담사간탕엑스과립)-경방신약(주)
		한솔용담사간탕엑스과립-한솔신약(주)
		한중용담사간탕엑스과립-한중제약(주)
		아이월드용담사간탕엑스과립-(주)아이월드제약
		정우용담사간탕엑스과립-정우신약(주)
		신텍스용담사간탕엑스과립-한국신텍스제약(주)
		한풍용담사간탕엑스과립-(유)한풍제약
우차신기환	지황, 우슬, 산수유, 산약, 차전자, 택사, 복령, 목단피, 계피, 부자	우차신기환(가미신기환)-오스틴제약(주)
		보신지과립-제일약품(주)
월비가출탕	석고, 마황, 창출, 대조, 감초, 생강	한중월비가출탕엑스과립-한중제약(주)
		마이진탕엑스과립(월비가출탕)-경방신약(주)
		신텍스월비가출탕엑스과립-한국신텍스제약(주)
		정우월비가출탕엑스과립-정우신약(주)
		한신월비가출탕엑스과립-(주)한국신약
위령탕	후박, 창출, 택사, 저령, 진피, 백출, 복령, 계피, 생강, 대조, 감초	함소아위령탕엑스과립-(주)함소아제약
		인스위티딘엑스과립(위령탕)-한국인스팜(주)
		위체산엑스과립(위령탕)-한중제약(주)
		커버든엑스과립(위령탕)-경방신약(주)
		올체엑스과립(위령탕)-한국신텍스제약(주)
		올가과립(위령탕엑스과립)-(유)한풍제약

한약	구성 약물	국내 메이커(※역자 주)
육군자탕	창출, 인삼, 반하, 복령, 대조, 진피, 감초, 생강	크라시에육군자탕엑스세립–콜마파마(주)
		한중육군자탕엑스과립–한중제약(주)
		한신육군자탕엑스과립–(주)한국신약
		정우육군자탕엑스과립–정우신약(주)
육미환	지황, 산수유, 산약, 택사, 복령, 목단피	크라시에육미지황환엑스세립–콜마파마(주)
		익기보신환(육미지황환)–한국신텍스제약(주)
		육미원환(육미지황환)–한국인스팜(주)
		윤보환(육미지황환)–경방신약(주)
		경방육미지황탕엑스과립–경방신약(주)
		인스팜육미지황탕엑스과립–한국인스팜(주)
		순리환(육미지황환)–(주)아이월드제약
		경진 육미지황탕엑스과립–경진제약사
		한중미황환(육미지황환)–한중제약(주)
		한신육미지황탕엑스과립–(주)한국신약
		아이월드육미지황탕엑스과립–(주)아이월드제약
		헥사롱환(육미지황환)–(유)한풍제약
		경진육미지황환–경진제약사
		한중육미지황탕엑스과립–한중제약(주)
		신화육미지황원엑스과립–신화제약(주)
		육미환(육미지황환)–(주)한국신약
		신텍스육미지황탕엑스과립–한국신텍스제약(주)
		정우육미지황탕엑스과립–정우신약(주)
		헥사롱과립(육미지황탕)–(유)한풍제약
윤장탕	지황, 당귀, 황금, 지실, 행인, 후박, 대황, 도인, 마자인, 감초	국내생산제품 없음
을자탕	당귀, 시호, 황금, 감초, 승마, 대황	크라시에을자탕엑스세립–콜마파마(주)
		아이월드을치환(을자탕)–(주)아이월드제약
		생조환(을자탕)–한국인스팜(주)
		신텍스을자탕엑스과립–한국신텍스제약(주)
		치평정(을자탕)–정우신약(주)
		한중을자탕엑스산–한중제약(주)
		한신을자탕엑스과립–(주)한국신약
		치노과립(을자탕)–(유)한풍제약

한약	구성 약물	국내 메이커(※역자 주)
의이인탕	의이인, 창출, 당귀, 마황, 계피, 작약, 감초	크라시에의이인탕엑스세립-콜마파마(주) 한중의이인탕엑스과립-한중제약(주) 신텍스의이인탕엑스과립-한국신텍스제약(주) 한풍의이인탕엑스과립-(유)한풍제약 한신의이인탕엑스과립-(주)한국신약
이진탕	반하, 복령, 진피, 감초, 생강	경방이진탕정(단미엑스혼합제)-경방신약(주) 한신이진탕정(단미엑스혼합제)-(주)한국신약 정우이진탕정(단미엑스혼합제)-정우신약(주) 경진이진탕엑스과립-경진제약사 경진이진탕(혼합단미엑스산제)-경진제약사 한중이진탕엑스과립-한중제약(주) 정우이진탕엑스과립-정우신약(주) 경방이진탕(혼합단미엑스산)-경방신약(주) 한풍이진탕(단미엑스산혼합제)-(유)한풍제약 정우이진탕(단미엑스산혼합제)-정우신약(주) 한신이진탕(단미엑스산혼합제)-(주)한국신약 한중이진탕혼합단미엑스산-한중제약(주) 신텍스이진탕(혼합단미엑스산)-한국신텍스제약(주) 신텍스이진탕엑스과립-한국신텍스제약(주) 한신이진탕엑스과립-(주)한국신약
이출탕	반하, 창출, 위령선, 황금, 향부자, 진피, 백출, 복령, 감초, 생강, 천남성, 강활	국내생산제품 없음
인삼양영탕	지황, 당귀, 백출, 복령, 인삼, 계피, 원지, 작약, 진피, 황기, 감초, 오미자	국내생산제품 없음
인삼탕	건강, 감초, 창출, 인삼	한신이중탕엑스과립-(주)한국신약 경진이중탕엑스과립-경진제약사 경진이중탕(혼합단미엑스산제)-경진제약사 인스팜이중탕엑스과립-한국인스팜(주)

한약	구성 약물	국내 메이커(※역자 주)
		경방이중탕엑스과립-경방신약(주)
		경방이중탕(혼합단미엑스산)-경방신약(주)
		한풍이중탕(단미엑스산혼합제)-(유)한풍제약
		한신이중탕(단미엑스산혼합제)-(주)한국신약
		한중이중탕혼합단미엑스산-한중제약(주)
		신텍스이중탕(혼합단미엑스산)-한국신텍스제약(주)
		정우이중탕(단미엑스산혼합제)-정우신약(주)
		한중이중탕엑스과립-한중제약(주)
		신텍스이중탕엑스과립-한국신텍스제약(주)
		정우이중탕엑스과립-정우신약(주)
		한풍이중탕엑스과립-(유)한풍제약
인진 오령산	택사, 창출, 저령, 복령, 인진호, 계피	이노산엑스과립(인진오령산)-한중제약(주)
		한신인진오령산엑스과립-(주)한국신약
		아이월드인진오령산엑스과립-(주)아이월드제약
		정우인진오령산엑스과립-정우신약(주)
		플러스과립(인진오령산엑스)-(유)한풍제약
인진호탕	인진호, 산치자, 대황	경방인진호탕(혼합단미엑스산)-경방신약(주)
		정우인진호탕(단미엑스산혼합제)-정우신약(주)
		한신인진호탕(단미엑스산혼합제)-(주)한국신약
		한중인진호탕혼합단미엑스산-한중제약(주)
		한중인진호탕엑스과립-한중제약(주)
		한신인진호탕엑스과립-(주)한국신약
		신텍스인진호탕엑스과립-한국신텍스제약(주)
		정우인진호탕엑스과립-정우신약(주)
		판파루과립(인진호탕엑스과립)-(유)한풍제약
입효산	세신, 승마, 방풍, 감초, 용담	국내생산제품 없음
자감초탕	지황, 맥문동, 계피, 대조, 인삼, 마자인, 생강, 자감초, 아교	한중자감초탕엑스과립-한중제약(주)
		신텍스자감초탕엑스과립-한국신텍스제약(주)
		자감핀과립(자감초탕)-(유)한풍제약
		정우자감초탕엑스과립-정우신약(주)
		한신자감초탕엑스과립-(주)한국신약
자운고	호마유, 자근, 당귀, 백납, 돈지	한풍자운고-(유)한풍제약

한약	구성 약물	국내 메이커(※역자 주)
자음강화탕	창출, 지황, 작약, 진피, 천문동, 당귀, 맥문동, 황백, 감초, 지모	경진자음강화탕엑스과립–경진제약사 경진자음강화탕(혼합단미엑스산제)–경진제약사 아이월드자음강화탕엑스과립–(주)아이월드제약 자활탕(자음강화탕엑스과립)–경방신약(주) 경방자음강화탕(혼합단미엑스산)–경방신약(주) 한풍자음강화탕(단미엑스산혼합제)–(유)한풍제약 한신자음강화탕(단미엑스산혼합제)–(주)한국신약 한중자음강화탕혼합단미엑스산–한중제약(주) 신텍스자음강화탕(혼합단미엑스산)–한국신텍스제약(주) 한중자음강화탕엑스과립–한중제약(주) 한신자음강화탕엑스과립–(주)한국신약 한풍자음강화탕엑스과립–(유)한풍제약 정우자음강화탕엑스과립–정우신약(주)
자음지보탕	향부자, 시호, 지골피, 작약, 지모, 진피, 당귀, 맥문동, 백출, 복령, 패모, 감초, 박하	국내생산제품 없음
작약감초탕	감초, 작약	글리돈정(작약감초탕)–(유)한풍제약 크라시에작약감초탕엑스세립–콜마파마(주) 노펜캡슐(작약감초탕)–한국신텍스제약(주) 건각과립(작약감초탕)–제일약품(주) 작감정(작약감초탕)–한솔신약(주) 소통산엑스과립(작약감초탕)–한중제약(주) 포박신캡슐(작약감초탕)–경방신약(주) 경방알파엑스과립(작약감초탕)–경방신약(주) 인스팜작약감초탕엑스과립–한국인스팜(주) 한신리페인캡슐(작약감초탕)–(주)한국신약 경진작약감초탕엑스과립–경진제약사 신화작약감초탕엑스과립–신화제약(주) 아이월드작약감초탕엑스과립–(주)아이월드제약 신텍스작약감초탕엑스과립–한국신텍스제약(주) 근경나엑스과립(작약감초탕)–천우신약(주) 정우작약감초탕엑스과립–정우신약(주) 한신작약감초탕엑스과립–(주)한국신약 글리돈과립(작약감초탕)–(유)한풍제약

한약	구성 약물	국내 메이커(※역자 주)
저령탕	택사, 저령, 복령, 아교, 활석	인스네티신엑스과립(저령탕)-한국인스팜(주) 디스우리아엑스과립(저령탕)-한중제약(주) 바디스엑스과립(저령탕엑스)-경방신약(주) 한신저령탕엑스과립-(주)한국신약 유리날과립(저령탕)-(주)아이월드제약 신텍스저령탕엑스과립-한국신텍스제약(주) 정우저령탕엑스과립-정우신약(주) 한풍저령탕엑스과립-(유)한풍제약
저령탕합 사물탕	지황, 작약, 천궁, 택사, 저령, 당귀, 복령, 아교, 활석	국내생산제품 없음
조등산	석고, 조구등, 진피, 맥문동, 반하, 복령, 국화, 인삼, 방풍, 감초, 생강	치간풍과립-제일약품(주)
조위승기 탕	대황, 감초, 망초	경진조위승기탕(단미엑스산혼합제)-경진제약사 경방조위승기탕(혼합단미엑스산)-경방신약(주) 한풍조위승기탕(단미엑스산혼합제)-(유)한풍제약 한신조위승기탕(단미엑스산혼합제)-(주)한국신약 신텍스조위승기탕(혼합단미엑스산)-한국신텍스제약(주) 한중조위승기탕혼합단미엑스산-한중제약(주) 정우조위승기탕(단미엑스산혼합제)-정우신약(주) 한중조위승기탕엑스과립-한중제약(주) 신텍스조위승기탕엑스과립-한국신텍스제약(주)
죽여온담 탕	반하, 시호, 맥문동, 복령, 길경, 지실, 향부자, 진피, 황련, 감초, 생강, 인삼, 죽여	국내생산제품 없음
진무탕	복령, 작약, 창출, 생강, 부자	크로닉엑스과립(진무탕)-경방신약(주) 한중진무탕엑스과립-한중제약(주)
천궁다조 산	향부자, 천궁, 강활, 형개, 박하, 백지, 방풍, 감초, 다엽	국내생산제품 없음

한약	구성 약물	국내 메이커(※역자 주)
청상방풍탕	황금, 길경, 산치자, 천궁, 식방풍, 백지, 연교, 황련, 감초, 지실, 형개, 박하	한신청상방풍탕엑스과립-(주)한국신약 신텍스연화엑스과립(청상방풍탕)-한국신텍스제약(주)
청서익기탕	창출, 인삼, 맥문동, 황기, 진피, 당귀, 황백, 감초, 오미자	경진청서익기탕혼합단미엑스산(혼합단미엑스산제)-경진제약사 경방청서익기탕(혼합단미엑스산)-경방신약(주) 한신청서익기탕(단미엑스산혼합제)-(주)한국신약 신텍스청서익기탕(혼합단미엑스산)-한국신텍스제약(주) 한중청서익기탕혼합단미엑스산-한중제약(주) 정우청서익기탕(단미엑스산혼합제)-정우신약(주)
청심연자음	맥문동, 복령, 연육, 황금, 차전자, 인삼, 황기, 지골피, 감초	경진청심연자음엑스과립-경진제약사 요신환(청심연자음)-경방신약(주) 요비움환(청심연자음)-정우신약(주) 한신청심연자음엑스과립-(주)한국신약 한중청심연자음엑스과립-한중제약(주) 신텍스청심연자음엑스과립-한국신텍스제약(주) 정우청심연자음엑스과립-정우신약(주)
청폐탕	당귀, 맥문동, 복령, 황금, 길경, 행인, 산치자, 상백피, 대조, 진피, 천문동, 패모, 감초, 오미자, 생강, 죽여	경진청폐탕엑스과립-경진제약사 브르럭엑스과립(청폐탕)-경방신약(주) 인스팜청폐탕엑스과립-한국인스팜 한중청폐탕엑스과립-한중제약(주) 한신청폐탕엑스과립-(주)한국신약 신텍스청해산엑스과립(청폐탕)-한국신텍스제약(주) 한풍청폐탕엑스과립-(유)한풍제약 정우청폐탕엑스과립-정우신약(주)
치두창일방	천궁, 창출, 연교, 인동, 방풍, 감초, 형개, 홍화, 대황	국내생산제품 없음
치타박일방	계피, 천궁, 천골, 감초, 대황, 정자, 박속	국내생산제품 없음
칠물강하탕	작약, 당귀, 황기, 지황, 천궁, 조구등, 황백	국내생산제품 없음

한약	구성 약물	국내 메이커(※역자 주)
통도산	지실, 대황, 당귀, 감초, 홍화, 후박, 소목, 진피, 목통, 망초	신텍스통도산엑스과립-한국신텍스제약(주)
팔미지황환	지황, 산수유, 산약, 택사, 복령, 목단피, 계피, 부자	크라시에팔미지황환엑스세립-콜마파마(주) 팔미신보환(팔미지황환)-일심제약 팔미원환(팔미지황환)-한국인스팜(주) 스트렛치환(팔미지황환)(소환,대환)-(유)한풍제약 오스틴팔미지황환-오스틴제약(주) 하양환(팔미지황환)-경방신약(주) 경방팔미지황환엑스과립-경방신약(주) 인스팜팔미지황환엑스과립-한국인스팜(주) 한신팔미원엑스과립(팔미지황환엑스과립)-(주)한국신약 한중신기환(팔미지황환)-한중제약(주) 한신생정환(팔미지황환)-(주)한국신약 팔수정과립(팔미지황환)-(주)아이월드제약 신텍스현기환(팔미지황환)-한국신텍스제약(주) 신화팔보환(팔미지황환)-신화제약(주)
평위산	창출, 후박, 진피, 대조, 감초, 생강	경방평위산정(단미엑스혼합제)-경방신약(주) 한풍평위산연조엑스(단미엑스혼합제)-(유)한풍제약 경진평위산혼합단미엑스산(단미엑스산혼합제)-경진제약사 함소아평위산엑스과립-(주)함소아제약 위제나과립(평위산엑스과립)-경방신약(주) 경방평위산(혼합단미엑스산)-경방신약(주) 한풍평위산(단미엑스산혼합제)-(유)한풍제약 한신평위산(단미엑스산혼합제)-(주)한국신약 한중평위산혼합단미엑스산-한중제약(주) 정우평위산(단미엑스산혼합제)-정우신약(주) 신텍스평위산(혼합단미엑스산)-한국신텍스제약(주) 한신평위산엑스과립-(주)한국신약 인스팜평위산엑스과립-한국인스팜(주)

한약	구성 약물	국내 메이커(※역자 주)
향소산	향부자, 소엽, 진피, 감초, 생강	한중향소산엑스과립–한중제약(주) 경방향소산엑스과립–경방신약(주) 한신향소산엑스과립–(주)한국신약 일심향소산–일심제약
형개연교탕	황금, 황백, 황련, 길경, 지실, 형개, 시호, 산치자, 지황, 작약, 천궁, 당귀, 박하, 백지, 방풍, 연교, 감초	청비연과립(형개연교탕)–제일약품(주)
황기건중탕	작약, 황기, 계피, 대조, 감초, 생강, 교이	오웰과립(황기건중탕)–(유)한풍제약 키린과립(황기건중탕엑스)–(주)아이월드제약 한신황기건중탕엑스과립–(주)한국신약 신텍스황기건중탕엑스과립–한국신텍스제약(주)
황련탕	반하, 황련, 건강, 감초, 계피, 대조, 인삼	디몬스엑스과립(황련탕)–경방신약(주)
황련해독탕	황금, 황련, 산치자, 황백	한신황련해독탕정(단미엑스혼합제)–(주)한국신약 정우황련해독탕정(단미엑스혼합제)–정우신약(주) 정우황련해독탕(단미엑스산혼합제)–정우신약(주) 크라시에황련해독탕엑스세립–콜마파마(주) 경진황련해독탕(혼합단미엑스산제)–경진제약사 정우황련해독탕엑스정–정우신약(주) 오브스과립(황련해독탕엑스과립)–경방신약(주) 열해산엑스과립(황련해독탕엑스과립)–한중제약(주) 경방황련해독탕(혼합단미엑스산)–경방신약(주) 한풍황련해독탕(단미엑스산혼합제)–(유)한풍제약 한신황련해독탕(단미엑스산혼합제)–(주)한국신약 한중황련해독탕혼합단미엑스산–한중제약(주) 신텍스황련해독탕(혼합단미엑스산)–한국신텍스제약(주)

마치며

2013년 이그노벨상을 받았습니다. 오페라 춘희를 마우스에게 계속 들려주자 면역억제세포가 유도되어 이식한 심장이 곧바로 거부되지 않았던 연구 덕입니다. 있을 수 없을 것 같은 (Improbable) 실험으로 사람들을 웃게 하고, 생각하게 하는 (Research that makes people LAUGH and the THINK) 연구에 주어지는 세계적인 상인 이그노벨상에 어울린다고 생각되어 받은 것 같습니다. 일반적으로 병은 기분 탓이라고 하는 것도 아주 거짓말은 아니라는 것을 암시한 결과였습니다. 조금 비약일지 모르겠지만 건강을 위해선 마음을 편하게 먹고, 병에 걸렸다면 투병 의욕을 조금 더 내게끔 하는 가족의 응원도 면역학적으로 의미가 있을지 모릅니다.

반려동물은 필요 없는 것이라고 생각해 왔습니다. 하지만 지금, 반려견을 키우는데 너무 귀엽습니다. 가족의 일원 같습니다. 정이 넘칩니다.

생체간이식 같은 것은 진짜 아니라고 생각했습니다. 부모가 아이에게 장기의 일부를 주는 것. 사실 아이의 병은 운명인데 쓸데없다고 생각했습니다. 하지만 딸이 생기고 보니 너무 귀엽습니다. 제 장기의 일부를 줘서 조금이라도 살 수 있다면 기꺼이 장기제공을 할 것입니다.

한약 같은 거 전 정말 싫어했습니다. 그런 제가 전국을 다니며 한방 강연을 하고, 모던 한방의 계몽자로서 서적을 다수 쓰고 있습니다.

사람은 그때그때의 위치에서, 그 시간의 흐름에 따라 변해갑니다. 다양하게 변해 온 저를 보며, 그리고 앞으로 점점 변해갈 저 자신을 생각하면 사람은 다양하고, 인생도 다양하다고 생각합니다. 사람 각자가 열심히 살아가는 한 (Forever) 화려하게 피어날 백화요란한 꽃거리를 꿈꿉니다. 각자의 위치에 선 선생님들에게 다양한 의미에서 이 책이 역할을 할 수 있다면 다행이겠습니다.

마지막으로 항상 고생이 많은 스도 타카히토 씨, 신흥의학출판사 하야시 미네코 사장님께 감사의 인사를 드립니다.

역자 후기

『간단 한방처방』,『간단 한방철칙』,『병원가기 전에 읽어야 할 책』,『플로차트 한약치료 1』에 이어 다섯 번째 니미 선생의 책을 번역하게 되었습니다. 번역할 때마다 명쾌한 해설과 호탕한 말투에 놀랍니다. 조금은 지나쳐 보이기도 하지만, 기존 동양의학계에는 없던 명쾌함이다보니 많은 분들이 신선하게 받아들여 주시는 것 같습니다.

'낙하산의 예'라는 것이 있습니다. 그 누구도 공중에서 낙하를 할 때, 낙하산 없이 뛰는 것과 낙하산을 메고 뛰는 것의 안전에 있어 차이를 시험하려 하지 않습니다. 너무도 당연한 일이기 때문입니다. 증례보고의 세계도 그러합니다. 당연히 A라는 처방을 사용해서 나을 상황에 대한 보고는 없습니다. 특별한 일이 아니니까요. 하지만, 그렇다보니 기존에 발표된 증례보고 만을 접하다보면 공연히 쉬운 일을 어렵게 생각하기도 합니다. 기본 처방에 해당되는 것을 사용하면 될 것을 더 좋은 처방이 없는지 고민합니다. 주변에서 선후배들이 그런 일로 일상 진료에 고통을 받는 것을 자주 목격했습니다.

플로차트 2권은 바로 매우 흔하고, 당연한 증례를 담고 있습니다. 플로차트 1권을 통해 당연한 상황에 바로 낼 수 있는 처방이 제시되었습니다. 정말 그게 듣냐고 조금이나마 걱정을 하실 분들을 위해 당연한 증례가 진짜 있음을 제시하였습니다. 재밌는 것은 그 당연한 상황들의 대부분이 '서양의학적 처치가 잘되지 않아서~' 내원한 증례였다는 것입니다. 쉽지 않은 증례가 당연하게 찾아오는 곳이 바로 우리 한의진료실입니다. 여기에 당연하게 잘 듣는 처방들이 즐비합니다. 하지만, 너무 어렵게만 생각하다 보면 돌아가게 되고 쉽게 해결할 수 있는 것도 해결하지 못할 수 있습니다. 먼저, 쉽게 생각해 봅시다. 플로차트2권을 가벼운 마음으로 읽어보신 뒤, 일상진료에서 바로바로 적용해 보시길 권해드립니다.

이 책을 작업하는데 원고가 늦어짐에도 끝까지 참고 기다려 주신 청홍의 최봉규 대표님께 감사의 인사를 전합니다. 또한 항상 제가 출간한 책을 검토해 주시고 조언을 아끼지 않으시는 조기호 교수님 그리고 교실 선배 교수님으로서 많은 조언 주시는 문상관, 정우상 교수님께도 감사의 인사를 전합니다. 무엇보다 항상 응원해 주는 가족이 있어 힘이 납니다. 임상 한의사로서 첫 걸음을 떼는 많은 분들에게 큰 도움이 되길 바랍니다.

깊어 가는 가을 회기동 연구실에서

역자 권승원

참고문헌

1) 아키바 테츠오: 활용자재의 처방해설(活用自在の処方解説). 라이프사이언스. 2009.

2) 마쓰다 구니오, 이나기 카즈모토: 임상의를 위한 한방 [기초편](臨床医のための漢方 [基礎編]). 커렌트테라피, 1987.

3) 오츠카 케이세츠: 오츠카케이세츠저작집(大塚敬節著作集) 제1권~제8권 별책. 순요도, 1980-1982.

4) 오츠카 케이세츠, 야가즈 도메이, 시미즈 토타로: 한방진료의전(漢方診療医典). 난잔도, 1969.

5) 오츠카 케이세츠: 증후에 따른 한방치료의 실제(症候による漢方治療の実際). 난잔도, 1963.

6) 이나기 카즈모토, 마쓰다 구니오: 퍼스트초이스 한방약(ファーストチョイスの漢方薬). 난잔도, 2006.

7) 오츠카 케이세츠: 한방의 특질(漢方の特質). 소겐샤, 1971.

8) 오츠카 케이세츠: 한방과 민간약백과(漢方と民間薬百科). 슈후노토모샤, 1966.

9) 오츠카 케이세츠: 동양의학과 함께(東洋医学とともに). 소겐샤, 1960.

10) 오츠카 케이세츠: 한방외길: 오십년 치료경험에서(漢方ひとすじ：五十年の治療体験から). 니혼케이자이신분샤, 1976.

11) 마쓰다 구니오: 증례에 따른 한방치료의 실제(症例による漢方治療の実際). 소겐샤, 1992.

12) 일본의사회편: 한방치료의 ABC(漢方治療のABC). 일본의사회잡지린조 108(5), 1992.

13) 오츠카 케이세츠: 가집행림집(歌集杏林集). 코란시샤, 1940.

14) 미츠마 타다미치: 첫 번째 한방진료 십오화(はじめての漢方診療十五話). 이가쿠쇼인, 2005.

15) 하나오 토시히코: 한방진료의 레슨(漢方診療のレッスン). 가네하라슛판, 1995.

16) 마쓰다 구니오: 권두언 : 나의 한방진료(私の漢方診療). 캄포토사이신치료 13(1):2-4, 세론시보샤, 2004.

17) 니미 마사노리: 정말로 내일부터 사용할 수 있는 한방약(本当に明日から 使える漢方薬). 신코이가쿠슛판샤, 2010.

18) 니미 마사노리: 서양의가 추천하는 한방(西洋医がすすめる漢方). 신초샤, 2010.

19) 니미 마사노리: 일차의료를 위한 혈관질환이야기 한방진료도 포함하여(プ ライマリー・ケアのための血管疾患のはなし—漢方治療も含めて). 메디컬리 뷰샤, 2010.

20) 니미 마사노리: 플로차트 한방약치료(フローチャート漢方薬治療). 신코이 가쿠슛판샤, 2011.

21) 니미 마사노리: 자, 죽겠습니까? 릴랙스 외래 토크술(じゃあ,死にますか?— リラックス外来トーク術). 신코이가쿠슛판샤, 2011.

22) 니미 마사노리: 간단 모던 한방(簡単モダン—カンポウ). 신코이가쿠슛판 샤, 2011.

23) 니미 마사노리: 자, 슬슬 운동하지 않겠습니까?(じゃぁ,そろそろ運動しませ んか?). 신코이가쿠샤, 2011.

24) 니미 마사노리: iPhone 어플 「플로차트 한방약치료(フローチャート漢方薬 治療)」

25) 니미 마사노리: 자, 슬슬 감량해 보겠습니까?(じゃぁ,そろそろ減量しません か?). 신코이가쿠슛판샤, 2012.

26) 니미 마사노리: 철칙 모던 한방(鉄則モダン・カンポウ). 신코이가쿠슛판샤, 2012.

27) 마쓰다 구니오, 니미 마사노리: 서양의를 꿈꾸는 여러분들에게 주는 한방 강의(西洋医を志す君たちに贈る漢方講義). 신코이가쿠슛판샤, 2012.

28) 니미 마사노리: 실천 좀 드리는 한방(実践ちょいたし漢方). 니혼이지신보 4683(1), 2014.

29) 니미 마사노리: 증례 모던 한방(症例モダン・カンポウ). 신코이가쿠슛판샤, 2012.

30) 니미 마사노리: 비역 모던 한방(飛訳モダン・カンポウ). 신코이가쿠슛판샤, 2013.

31) 시미즈 토타로: 약국의 한방(薬局の漢方). 난잔도, 1963.

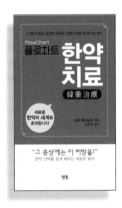

새로운 한약의 세계로 초대합니다

플로차트FlowChart
한약치료 韓藥治療

아이세이병원 한방외래 총괄의사
지은이 **니미 마사노리**

경희대 한방내과 전문의
옮긴이 **권승원**

사륙변형판 가격 : 17,700원

실제 임상에서 정말로 한약을
사용할 수 있게 하기 위한 입문서
기력을 늘리는 한약은 최상의 선택

의자(醫者)는 의야(意也)라는 주관성과 개별성에서 벗어나 과학과 근거에 기반
을 둔 한방 처방의 활용을 기대하면서 추천하는 바입니다.
_경희대학교 한방병원 조기호 교수

전국 서점 및 인터넷서점에서 판매 중
도서출판 청홍 http://www.cheonghong.com / 문의전화 (02) 3453-6111

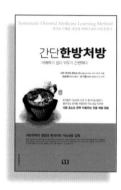

간단**한방처방**
:이해하기 쉽다 외우기 간편하다

아이세이병원 한방외래 총괄의사
지은이 **니미 마사노리**
경희대 한방내과 전문의
옮긴이 **권승원**

신국판 가격 : **18,000**원

한의학에는 근본적으로 전혀 다른
사고방식이 밑바탕에 깔려 있다

◎환자와 의사의 고민 아직도 고치지 못한 병이 많다
◎다른 호소나 증상도 치료되는 경우가 있다
◎과거의 지혜를 지금의 과학이 따라가지 못한다

전국 서점 및 인터넷서점에서 판매 중
도서출판 청홍 http://www.cheonghong.com / 문의전화 (02) 3453-6111

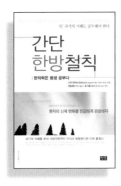

간단**한방**철칙
:한의학은 평생 공부다

아이세이병원 한방외래 총괄의사
지은이 **니미 마사노리**

경희대 한방내과 전문의
옮긴이 **권승원**

신국판 가격 : 18,000원

양의사가 한방의 신수에 생애를 걸다
매력은 양약의 약효를 방해하지 않는다

◎한의약은 몸 전체를 치료한다는 것을 이해하자
◎명의일수록 적은 처방으로 많은 증상에 대처한다
◎잘 떠오르지 않을 때는 복진을 통해 힌트를 얻자

전국 서점 및 인터넷서점에서 판매 중
도서출판 청홍 http://www.cheonghong.com / 문의전화 (02) 3453-6111

플로차트FlowChart 한약치료 **2** 韓藥治療

2022년 1월 10일 1판2쇄 발행
2019년 2월 20일 1판1쇄 발행

지은이   니미 마사노리(新見正則)
옮긴이   권승원

펴낸이   최봉규
발행처   청홍(지상사)
등록번호   제2017-000074호
등록일자   1999년 1월 27일

서울특별시 용산구 효창원로64길 6(효창동) 일진빌딩 2층
우편번호   04317
전화번호   02)3453-6111 팩시밀리 02)3452-1440
홈페이지   www.cheonghong.com
이메일   jhj-9020@hanmail.net

한국어판 출판권 ⓒ 청홍(지상사), 2019
ISBN   978-89-90116-87-1 04510
ISBN   978-89-90116-86-4 (세트)

이 도서의 국립중앙도서관 출판시도서목록(CIP) e-CIP홈페이지(http://www.nl.go.kr/ecip)와
국가자료공동목록시스템(http://www.nl.go.kr/kolisnet)에서 이용하실 수 있습니다.
(CIP제어번호: CIP2018042888)

* 잘못 만들어진 책은 구입처에서 교환해 드리며, 책값은 뒤표지에 있습니다.